最強のケアチームをつくる

いろ葉の介護は365日が宝探し

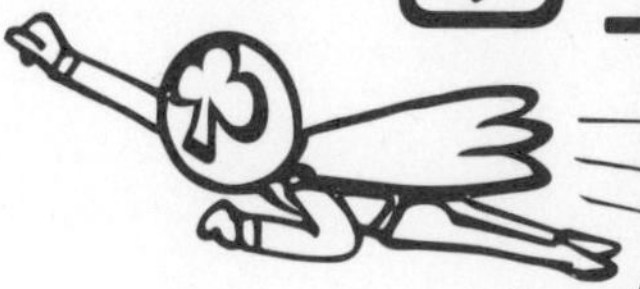

中迎聡子
Nakamukae Satoko

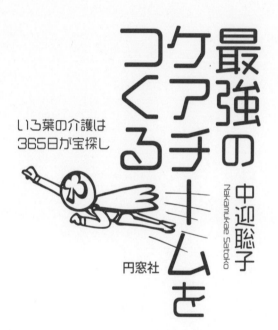

円窓社

はじめに

私は2007年の1月、いろ葉を始めて4年目に『介護戦隊 いろ葉レンジャー参上』という本を出版しました。その本の執筆過程で、もう二度と本を出すことはないだろう、と思っていました。その理由は、まだ本が世の中に出ていないのに、その本に書かれていることがすでに過去の遺物のように感じられたからです。

2003年のいろ葉創業以来、お年寄りさんとの人生の最期に共に添わせてもらう日々の中で感じていたのは、「イキカタ」を支え続けるこの介護という仕事にカタチはないし、結果もないということでした。

しかも、その「イキカタ」も「考え方」も、日々変わっていきます。誰か1人のためにだとしても、変わることを楽しみ、変化し続けていきたい。そのためには、「いろ葉」としての集団のカタチや足跡を残すことを避けたかったのです。なぜなら、私たちは刻一刻と変わり続けると思っていたから。

2007年の出版以降も、「毎日が事件！　毎日が冒険！　毎日が宝箱！」の日々で、前著に書かれた何倍もの苦しいことや悲しいこと、悔しいこと、嬉しいことの繰り返しでした。その毎日を、前著からの15年間、振り返らずに走り続けてきました。後ろを振り向いて走ると転んじゃう気がして、前だけを向いていたのかも知れません。

2022年、そんな私がこれまでの道のりを振り返る出来事が起こり、これまでの15年を総括する必要が生まれました。言うまでもなく、それは「コロナウイルス感染症」です。世界を変えたコロナは、私の止まることのなかったモーターを緩めてくれました。この世界的な大騒動となったコロナは、私にとっては必要な出来事だったとさえ感じています。

メディアを通して目や耳に入ってくるものが、真実だけではないことを知り、より自分の目や耳や肌で知ることに努めるようになりました。人との付き合いも、コロナ禍でむしろ広がりました。これまで出会わなかった職種の人たちとも、「イキカタ」で結びついていき、かけがえのない人のつながりができました。

前だけを向いて走ってきたと思った「いろ葉」には、スーパーマンは1人もいません。凸凹《でこぼこ》な仲間たちと行ったり来たりしてきただけです、それでも、前著に書いたいろ葉の「幹」の部分が、コロナ禍でさらに大きく成長してきたことを、私は実感しています。それを書きとめておきたい。20年間の「いろ葉」の介護は、世界中で介護の仕事をしている人たちのほんの一例でありながら、もしかしたら誰かの希望になりうるかも知れない。そう思って、ここで本として残しておきたいという気持ちになりました。

この本を10年後に開いたときに、「クラスターってなに？」と思う人が圧倒的に増えていることを願っています。「クラスター」という言葉がつくる社会的差別や偏見、感染したらいけないという社会の無言の圧力と萎縮——。それをよそに、この鬱々《うつうつ》とした雰囲気の中で私たちの「灯台」だったのが、私たちがこれまで重ねてきた「介護」だったのです。

3年に及ぶ奇妙な雰囲気の世の中で、いろ葉レンジャーが20年近く、奮闘してきた日々を支えた「軸」に何度も立ち返りつつ、呼吸を整え、この「奇妙な雰囲気」というフィルター越しに介護をしないように取り組んできました。

２０２２年2月、ひらやまのお家で発生したクラスター感染の2週間は、まさにいろ葉19年の集大成と言っても過言ではなく、ワールドカップやオリンピックよりも、記録にも記憶にも残る、絶対に負けられない闘いとして私たちに刻まれました。

この数年で、介護の業界は超スピードで変化しています。このコロナ禍で医療・福祉の現場はさらに窮屈になり、管理が進んで、危険な領域に向かっていると感じています。どうか、この介護の仕事の素晴らしさ、面白さ、楽しさを、いま現場にいる人や、これから介護の仕事に携わる人、これから老いを迎えるすべてに人に知ってもらいたい。歳をとること、死ぬこと、それらは自分自身のものでもあることを。

いろ葉が行っていることは、シンプルなことです。自分がいて、目の前の誰かがいて、そこで成り立つ世界がある。この本では、いろ葉でなくても、世界のどこででも、こんな介護ができるし、こんな介護が受けられる。そのことを書いたつもりです。

私は、半径100メートルの人びとの「イキカタ」を支える1人の人間であり、自分の「イキカタ」を貫いて生きている人間です。そんなただの1人の人間の持つ可能性を、一緒に感じ合える集合体が世界中に広がっていってほしい。

これから、私を含めた「いろ葉レンジャー」の日々をいっしょに紐解《ひもと》きながら、この本に書かれていることが、みなさまの力になることを願っています。

最強のケアチームをつくる　目次

はじめに　1

序章　介護と医療の掛け算……11
医療から暮らしを守る医師／突然のいろ葉訪問／肩書きや資格で仕事をしない

第1章　チームで新型コロナを迎え撃つ……21
集大成としてのコロナ／1つのチームで完結させる準備／スタッフから広がった感染／見えてきた収束への道筋／「コロナだけでは死なせないで！」／防護服もマスクも外して／生きたマニュアルを手づくりする／「なんちゃって！点滴」作戦／救世主は「ペコちゃんの飴」／「もっと叩いて！」というひと言

第2章　いろ葉の成り立ち……43
生き方としての介護／湧きあがる疑問／問題老人だったスミエさん／共同起業者が現れた／デイサービスいろ葉スタート／「いろ葉のふじ」は生まれ故郷で／設

計にも関わった現在の「いろ葉」／住宅型有料老人ホーム「坂の上のお家」／小規模多機能「ひらやまのお家」／建物も自然も介護スタッフ

第3章　「生き方」を支える――3つのイキカタ①……67

自分自身を「生ききる」とは／人生のストーリーを尊重する／秘密兵器は聴診器／リハビリはお墓参り／パートナーの死の告知／夫婦に残された時間／神様からのプレゼント／お父さん、死んだのか！／喪主の務めを果たす／優しいウソは存在しない／薬より効く納骨堂／配偶者の死後の変身／自由のなかった施設暮らし／憧れのプロ野球観戦／コロナ禍の「祭り」と「運動会」／コロナ禍の「豆まき」／あいまいな誕生日の記憶

第4章　「活き方」を支える――3つのイキカタ②……107

「ちょうどいい塩梅」を見つける／畳部屋に車椅子は似合わない／安心できる睡眠環境／いろ葉工務店の活動／家族からの不審な眼差し／説明のできる介護とは

／口へのアプローチで生き返る／若年性アルツハイマーと透析／「腹膜透析」というスゴ技

第5章 「逝き方」を支える――3つのイキカタ③……133
家族とのハイタッチ／入浴ケアは「チャポン作戦」／帰りたい家とは／壁に描かれた絵日記／死後の微笑／唇にりんごの一滴／愛する妻に抱かれて／斎場になったいろ葉／上手に引き算する看取り／「逝き方」は本人の人生の最終章

第6章 いろ葉流・仕事の流儀……157
誰もがあっと驚く勤務表／有事に慌てない練習／時間を譲り合う知恵／体が奏でる音楽を聴く／超アナログ介護記録／プロとして、心技体を磨く／キャベツでクーリング／特別扱いは贔屓《ひいき》ではない／行き先を告げない職員旅行／リハパンにおしっこ体験／感情にアンテナを向ける／否定ではなく共感すること／固定観念を外して見る

第7章　職員研修と人財育成……187
事故報告書の活用／新人研修は居酒屋で／体験学習の効用と気づき／事実と主観の違い／「いただきマスター」のグループ活動／雑草を学んで軟膏づくり／非常時の会議の持ち方／人材不足と嘆いていても／最強のケアチームとは／人材確保の裏ワザ

第8章　次世代のいろ葉レンジャーたち……209
いろ葉レンジャー図鑑という着想／みんな違うから個性が輝く／弱点を公開して周りを変えていく／リーダーのプライド／管理者はプレイヤー兼総指揮監督／「レジェンド」と呼ばれる最上級者／いじられキャラの新ポジション／ブラック企業からの転職／ゴザ1枚からの人生／変化しないという特技／相手の中に未知のスペースを見つける／いのちの「いま」を支えるということ

終章　地域に向かう課外活動……235
クラブ活動で身につく交渉術／3年がかりで救急車を購入／キッチンカー・移動販売車・きのこ栽培／ラボ会議と行政インタビュー／空き家の活用といろ葉のこれから
あとがき　250

序章　介護と医療の掛け算

医療から暮らしを守る医師

いろ葉ではいま、在宅医の森田洋之先生とタッグを組んで、お年寄りの介護にあたっています。2020年の6月に、森田先生が小規模多機能「ひらやまのお家」のそばに小さな診療所を開業されました。それ以来、いろ葉は強力な助っ人を得て、とくに医療との連携ということでは、これまでより柔軟性の高い面白い展開が始まっています。

森田先生は「医療から暮らしを守る医師」を自称されている、変わった医者です。

先生のことを最初に知ったのは、2017年でした。そのとき、先生が鹿児島市内に住んでいることを、知人からSNSを通して知らされました。SNSで「鹿児島に来られた際は、いろ葉にも遊びにいらしてください」と、ありきたりな挨拶をしました。すると「鹿児島に住んでいます」と森田先生からメッセージが届きました。お互いそれ以上興味が湧くわけでもなかったので、それで終わり。

2019年に、いちき串木野市で「デイサービス蓮華《れんげ》」の江藤卓朗さんが「あおいけあ」の加藤忠相さんと森田先生のセミナーを開催しました。日頃、江藤さんにお世話になっている私たちは、駐車場整理を買って出ました。セミナー終了間近に、やっと会場の様子を見ることができました。

質疑応答のコーナーになっていて、介護現場の方からの質問が「嚥下《えんげ》」のことについてでした。私には、「できるか、できないかの前に、もっと大事なことがある！」と、会場脇から叫びたいのを我慢しながら、介護現場の現状に不安を感じていました。

セミナー終了後、森田先生と加藤さんを囲んで関係者のお茶会がありました。駐車場係の私たちにも声をかけていただき、初めて先生とお話しする機会を得ました。

「できるか、できないか、食べられるか、食べられないかと判断する前に、介護に携わる私たちはそこにつながる多くのことをする必要がある。その努力をせず、食べられる、食べられないという判断だけでその人の『ひと匙』が失われるのは悲しすぎる！　この動画を見てください！」と、セミナー終了10分前からの参加なのに、すごい熱量でお2人に訴えたのです。

この本であとから紹介するタマコさんのケースを話しました。家族と語り合う日々の延長線上で、共通のケアを取り入れ、口の中のケアをしたら食べられるようになった動画を見てもらいました。それを見た先生は、「今日の夜の研修会で使いたいので、動画をほしい」と言われました。

私は、連絡先を知らなくても、会う約束をしなくても、名刺交換しなくても、つながるべき人とは必ずつながる法則を信じて生きてきました。なので、森田先生とも「またいつか」程度のお別れをしたのを覚えています。

医者が私たちに興味を持つ時代が来るなんて！　こんなに深くつながっていくことになるとは夢にも思いませんでした。

突然のいろ葉訪問

たまたまその1カ月後に、新規の訪問介護の利用者のカンファレンスがありました。そこに訪問診療として入ることになったのが森田先生でした。セミナーで壇上にいた先生と、患者さんを前にした先生は同一人物なのだろうかと、不安と期待でワクワクしました。

サービス開始前のカンファレンスから、私たちは他事業所との温度差を感じていました。その私たちと意見が合うのは唯一、森田先生だけでした。私たちは、先生に毎日「今日の様子はこうでした」と、日々向上するお年寄りの報告を入れていました。

結果的に、私たちはケアマネジャーと対立して、サービスを切られました。それでも、森田先生と同じチームにいる数週間は、ケアマネや他事業所、お年寄りさん、ご家族とぶつかり合いながらも、お1人の方の自宅での生活を支えるために試行錯誤したことは、とても有意義で、やりがいを感じた時間でした。

本来は、意見をぶつけ合わせながらつくっていくのが「介護」だと思います。人の人生は簡単ではないのです。迷いもあるし、悩む。今日はよくても明日は違ったりもする。ケアプラン通りに行く人生をみんな望んでいるのだろうか。

ケアプラン通りに行かない日々を、プロの私たちは説明のつく介護をすることで、結果的にケアプランを成立させる能力を身につけていかなければと、凹《へこ》む間もなく前へ進むことにしたのです。

その間、森田先生とは、たくさん介護の話をしたこともあり、先生は私の本を読んでくれて、いろ葉の介護に興味を持たれたようです。本を読んだというメッセージに、「事業所を増やす予定はないですか？　いい物件があるんだけど、もしやるなら医師として協力できるかも」と書かれていました。

だいぶ昔に書いた私の本を読んで、1人の医者がそう言ってくださることに、どこか半信半疑というか、疑わしい気がしました。そして、その本以上に面白くなっているいろ葉を見てほしいと思い、「ぜひ現場に遊びにいらしてください。本を超えた面白さがあります」と返信しました。

しばらくして、鹿児島市坂之上のいろ葉に森田先生が突然、訪問してきました。私は不在だったため、坂の上の施設長のちなっちゃんが対応しました。ちなっちゃんは、医者だとは思っていなかったみたいです。医者だったことを伝えると、「白衣着てないし、ハンチング帽を被《かぶ》ったヒゲの人でした」とのこと。

いろ葉の現場を見た森田先生はますます前のめりに、ワクワクする計画を提案してきました。私たちも、森田先生とタッグを組むのは魅力的だと思い、「場所はどこですか？」と聞くと、「鹿児島市の吉野です」と言われました。

その古民家を先生と一緒に見に行ったのですが、いろ葉の3事業所との距離、そのときのスタッフの配置や希望とマッチしなかったので、その話はボツになりました。しかし、「森田&いろ葉」を実現させたい私と森田先生は、その後も連携の可能性についてやり取りを続けました。

肩書きや資格で仕事をしない

2020年2月に、主要メンバーと森田先生とで話し合い、事業所を新しくつくるのではなく、「いまのいろ葉と組んでやろう」ということになりました。

診療所の場所はどこがいいかということになり、私は「川辺《かわなべ》が面白いと思う」と勧めました。そして3カ月くらいの準備期間があって、いよいよ南九州市川辺町で「ひらやまのクリニック」開業となったのです。このときのやりとりは、先生の著書『うらやましい孤独死』（三五館シンシャ）に詳しく書かれています。

こういう、なんでも相談に乗ってくれる、同志と呼べる気さくな先生がいると助かります。先生は、いつも「人」として医者であることに謙虚な方です。これまでも素晴らしいお医者さんは何人かおりましたが、こんなに同じ立場まで降りてきてくれる先生はいませんでした。同じ時代に仕事ができている奇跡に感謝です。

私たちが、コロナ禍でタッグを組むことになったのも、これからの強い絆となっていく大きな要因のひとつでした。私たちの感染症に対する考え方と、森田先生の考えが同じベクトルにあったからです。

一方、世間ではガチガチの制限だらけで、ほとんどの介護事業所では面会ができないという状況が続いていました。残された大事な時間にご家族と会えないのは悲しいので、できるだけお年寄りさんをお家に連れて行くことにしました。そのときに、「お医者さんを連れて行くから大丈夫」と言うと、ご家族は安心されるのです。

使い勝手がいいと言うと失礼かもしれませんが、森田先生とタッグを組んで3年近く、先生はすっかりスタッフに溶け込んでくれています。

私たちの職場は、介護士とか、看護師とか、調理師とか、「立場」で仕事をしない方針で成り立っています。そういういろ葉に「医者」という立場で関わる人が現れたら、きっとうまくいかなかったと思います。しかし森田先生は医者としてではなく、森田洋之という個人として入り込んでくれました。

もし医者という立場で関わって来られたら、私たちの仕事のスタイルが崩れてしまっていたと思います。いまのようなカタチはできていなかったでしょうし、仕事でタッグを組む話はお断りしていたかもしれません。

いまも、森田先生は森田洋之個人としての死生観をもって関わっておられます。いろ葉では、お年寄りへの関わりの基本として、スタッフ1人ひとりが持っている多様な死生観を持ち寄って関わります。つまり、1人ひとりがそれぞれの人生で積み上げてきた死生観が、いまのいろ葉をつくっています。この人にどう生きて、どう死んでもらいたいかということが、いつもみんなで語り合われているからです。

そのときに問われるのは、肩書きでも資格でもなく、スタッフ1人ひとりの死生観です。死生観の共有こそが、いろ葉の「港」です。遭難しそうになることもあります。仲間割れしそうになることもあります。そんなとき、いつもその港に立ち返り、そこから新たに船出していくのです。

第1章　チームで新型コロナを迎え撃つ

集大成としてのコロナ

2022年2月、いろ葉は新型コロナウイルスのクラスター感染に見舞われました。日本にコロナの感染が広がってから、ちょうど2年が経とうとする頃の出来事でした。

このコロナ禍の2年間、私たちは県外に旅行にも行ったし、居酒屋にも行き、お祭りも、運動会も開催してきました。その理由はあとで述べますが、そういういろ葉のコロナへの向き合い方を見て、地域の人たちからは、もしこの街にコロナが出たら、発生源はいろ葉だと思われていたかもしれません。

コロナのクラスターを経験して、この出来事はいろ葉の、事業開始から19年間の集大成だったなと感じています。感染が収束するまでの2週間、私たちが凝縮して行った実践は、いろ葉が19年にわたって育み、学んできたこととの総括を迫られるものでした。結果として、この19年間に積み重ねてきたことが最大限発揮できたと思うのです。

クラスター発生時に私がまず感じたのは、どうしてクラスターが発生したかではなく、それはいつか必ずやって来るもので、それがいろ葉に来た。やっと来るべきものが来たということでした。

もちろん私は、内心はヒヤヒヤしていましたが、スタッフのほうが落ち着いていて、これを良い経験にしていきたいという構えでした。コロナ禍で続いてきた、感染対策のためには何もかも制限してしまうこの気持ち悪い日常を終わらせたいから、いつものように対応していきましょう、とスタッフに言われたほどです。

２０２２年に入ると、感染者が爆発的に増えていきました。もういつ自分たちの事業所がクラスターになってもおかしくないだろうと感じました。そこで、事業所ごとにあらためて状況把握と、クラスターになった場合の最大数と最小数を検討することにしました。なぜなら、何床の施設だから最大で何人、と単純計算できないのが今回のコロナだったからです。

最大数には、利用者やスタッフだけでなく、それぞれの家族まで含みます。最少のほうは、単独の事業所だけ、それも通いの人だけ、入居の人だけと、どんどん細分化していきます。どこで食い止めるかという防衛ラインを設定する。クラスターが起こったら、お年寄りたちへの影響を最小限にすることが最も重要な課題となるからです。

１つのチームで完結させる準備

全事業所の中で、スタッフも利用者も最も多いひらやまのお家では、１月に入ってからご家族とも相談し、通いの住み分けをさせてもらいました。月・水・金グループを月組、火・木・土グループを星組、重度で毎日利用の方は宙《そら》組です。

スタッフも月組、星組、宙組というふうに3つの組に分け、宝塚風に煌《きら》びやかなイメージに結びつくようなチーム編成にしました。気が重くなりそうなことほど、飄々《ひょうひょう》と乗り越えられそうなユーモアを種蒔きしておくのが、いろ葉のリスクマネジメントのひとつです。

月曜日に利用した方が感染したら、月組だけが濃厚接触者となります。スタッフも月組が対応する。スタッフもお年寄りも交り合わないようにして、どこか1つのチームで完結できるようにしました。過剰な感染対策の日々にしないために、実は私たちはいろんなことを水面下で準備してきていたのです。

外からはいい加減に見られがちですが、いろ葉は見かけによらず慎重派です。2年前から、クラスターが起きたときのために周到な準備をしてきました。防護服は2週間分、フルセット用意していました。着用の訓練もしていたので、それを収納している場所から持ってくるだけで済みます。ふだんアルコール消毒はしないのですが、アルコールも準備していました。その結果、あれがないこれがないという動揺はありませんでした。

国が推奨する感染対策のアイテム以外にも、これまでのシミュレーションで必要と思ったものは揃えていました。すぐに必要なものと、追い追い必要なものがあります。すぐに必要なものは日常ではあまり使わないもの、追い追い必要なものは日常の中でストックされているようなものが多い。その視点を持ってふだんの備蓄のあり方を整えてきました。

スタッフから広がった感染

それでも、私たちの身近なところで感染が広がってきました。

最初にスタッフ1人がコロナに感染し、続いてもう1人のスタッフが感染しました。この2人は宙《そら》組です。宙組の2人が関わったお年寄りたちが濃厚接触者です。そこで月・星組のスタッフは自宅待機にしました。その一方、その日いろ葉にいた濃厚接触を疑われる宙組のスタッフは、ひらやまのお家や、いざという時に泊まれるようにしていた、いろ葉が預かっている家で待機することにしたのです。

実は、私はそのとき、栃木にある某施設のクラスターの応援に行ったばかりでした。神様はこの時から、私たちにピンチをつくってくれていました。私たちにとっては、いつだってピンチはチャンスです。そのことに気づかせてくれたのは、電話越しにクラスター発生の連絡をくれたスタッフの「ピンチは、チャーンスですね！」というひと言でした。その言葉に、遠くにいて役に立たない私がどれだけ救われたか。

もう一度状況を整理すると、クラスターが発生したのは宙組のスタッフからです。そこで宙組のお年寄りが要注意となりました。しかし、宙組のお年寄り全員が陽性になっても最大6人までです。

コロナのクラスターが発生したら、1人暮らしとか、家に子どもがいない人たちは、戦地に赴《おもむ》く予備軍として、2年前からメンバーを決めていたので、その人たちは事業所に待機してもらっていました。その結果、多くてもお年寄り6人、スタッフは8人に絞り込めたのです。

ひらやまのお家は、のちに「陽性者の館」と呼ばれることになりましたが、発生したその日から、いつも泊まっているお年寄りたちと、待機しているスタッフだけに出入りを限定しました。唯一、いろ葉の嘱託医である森田先生だけが、フルガードで陽性者の館に入る、という態勢を取りました。

次の日、保健所から濃厚接触者は全員検査、という指示が来ました。全員検査は受け入れるしかありません。PCR検査の結果、高齢者が3人陽性だったので、宙組の中をさらに3つのグループに分けました。陽性者の3人と、陰性だけど深い認知症があって感染対策が難しい人

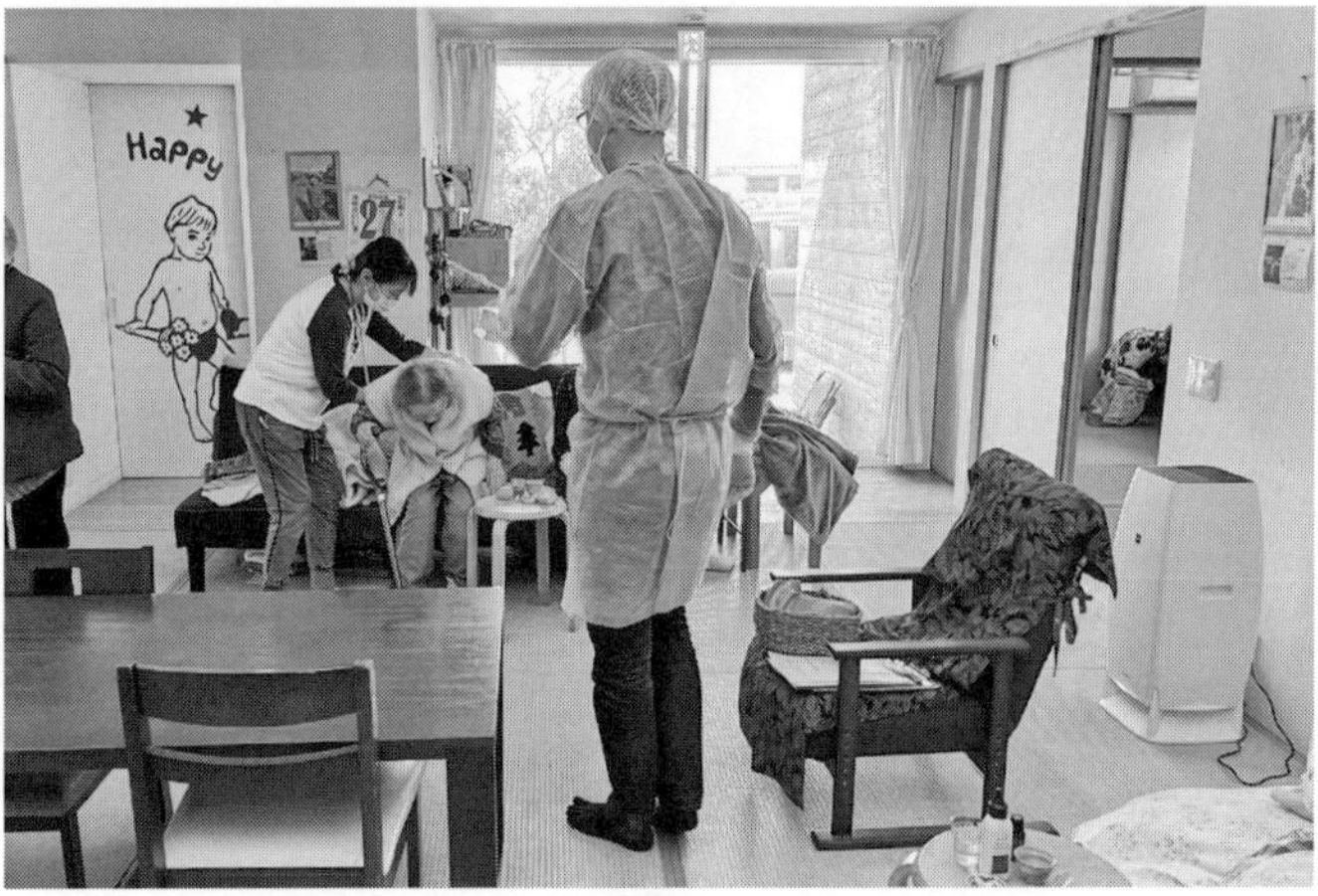

「陽性者の館」では森田先生だけが完全防護

が2人、1回目の検査では陰性だった人が1人です。

陽性の方3人のうち、1人は無症状でしたが、すでにコロナにかかったスタッフと、陰性だけど陽性が疑わしいスタッフが対応しました。陰性だったスタッフは自宅待機、新たに陽性になったスタッフは体調が良くなるまで療養し、元気になったら陽性チームに対応してもらうことにしました。

陽性者の館をゾーニングする作業も、宙組のスタッフのみで対応しました。このフォーメーションは、これまでフェーズごとにイメージトレーニングしてきたからこそ可能だった、と思っています。

見えてきた収束への道筋

一方のスタッフですが、１人に熱発が発覚してすぐに全員の状況把握をしたところ、宙組のスタッフ２人が少し怪しい感じがする、と報告がありました。

そこで宙組は、「いつもと違う怪しい」スタッフ２人と、ほかの４人をエリア分けして過ごすことにしました。すると、夜になると「いつもと違う」２人に微熱が出始めました。それと同時に、最初に熱発したスタッフの陽性の連絡があったのです。

この「怪しい感じ」とか「いつもと違う」というセンサーは、お年寄りから受信することが大事です。どの事業所にも、「気のせいかな？　でもいつもと違う」というセンサーでお年寄りの状況を敏感にキャッチできるスタッフがいます。いつもよりわずかに立ち上がりが悪い、いつもより食べるペースが遅い、いつもと顔の感じが違う——。この「いつもと違う」を知ることがとても重要で、国が積極的に取り入れようとしているＡＩにそれをどこまでキャッチすることが可能なのか、私は強い不安を感じています。

すでにクラスターは起こってしまったのだから、ここからは陽性の方にしっかり向き合うことです。それと感染を拡大させないこととは別のものとして動いていくことで、対応にメリハリをつけました。

ふだんから自由気ままに動き回る認知症の深いお2人は、陰性ではあるけれどまだ発症していないだけの確率が高い。部屋に隔離することは、熱発することよりも心身への影響が大きいかもしれない。このお2人を部屋で過ごしてもらうようにしたとしても、動き回ることは予想できました。その2人の方には、リビングと居室の広いエリアで、24時間スタッフがついての対応となりました。

残った陰性のお1人はひらやまのお家の近くの旧「いろ葉のふじ」に移動させ、そこですでに1カ月前にコロナにかかった坂の上のスタッフが対応しました。

しかしこの時点で、わずかに光も射してきていて、終わりへの道筋も見えたと感じました。5日後の検査で陰性だったら、坂の上のお家のほうで一時的に対応し、陽性だったら陽性者の館へ移動すればいいのです。

クラスターになっても、日々刻々と変わっていく自分たちの状況が、光の射すほうに向かっていて、収束までの時間もある程度見えているのと、それが見えないのとでは大違いです。私たちは、見えている光のほうに向かって進めばよいのです。水が低いほうへ流れるように、ただ混乱して流されて行かないようにすることが大切なのだと、私はいろんな施設の対応を見ながら学びました。

「コロナだけでは死なせないで！」

私はすでにコロナから回復していたので、私が陽性のお年寄りの対応をして、まだ濃厚接触者ではあるけれど陽性になっていないスタッフが陰性者をみる、という生活が始まりました。

2022年1月に、トヨさんがコロナになったときのことです。陽性になったトヨさんは100歳のおばあちゃんです。陽性が分かった時点で、ご家族に電話しました。ご家族は、「もう十分、長生きしました。いつ死んでも悔いはありません」と言っていたくらい、覚悟ができていたはずでした。コロナにかかる少し前にも危ない場面があったのですが、そのときもご家族は動揺しなかった。ところが、その電話で「聡子さん、コロナだけでは死なせないでね」と言われたのです。

コロナで亡くなった方は、葬式などの大事なお別れさえも、これまでのようにできません。引き受けてくれる業者も限られています。そういうことも、「今」亡くなるわけにはいかない理由のひとつでした。

人の最期は風邪だったり、怪我だったり、いろんなことがあるけれど、どんな場合にも覚悟はできている。でも、コロナだけでは死ねない、逝かせてはならない社会であることに、改めて気づかされました。

確かに、いろ葉からコロナで死者を出してしまったら、周りからなんと言われるだろう。コロナで亡くなったら、家族や大事な人たちとちゃんとお別れすることができるだろうか。テレビで日々報道されているように、ちゃんとお別れもさせてもらえず、骨になるまでが感染対策ということで、骨壷だけが帰ってくることになるのだろうか。

目に見えないものを恐れ続けて、暮らしを小さく縮小して、高齢者も私たちも、心も体も小さく縮こまりながら生きていく先に、何があるというのだろう。

お年寄りだけでありません。症状は風邪と同じなのに、子どもにも「風邪ならいいけどコロナにかかるのはダメ」って、大人でも理解に苦しむのに、子どもたちはこれをどう受け止めて大人になっていくのだろう。ご家族に対してだけではなく、コロナという病名に対する社会の過剰反応に、人の命の始まりと終わりがここまで振り回されることに、私はどうしても納得できなかった。

コロナが流行する前だったら、だれが夜勤であろうとだれが日勤だろうと、その人が息を引き取ったとき、「お疲れさま、ありがとう」「あなたが付き添った夜でよかったね」「最期に一緒にいられてよかった」と言って送れるよう、日々の関わりを大切にしてきました。それなのに、「コロナでだけでは死なれたら困る」と思わせるこの状況に、やりきれないものを感じて悔しかったのです。

全員が無事に陰性の港にたどり着くまで、一瞬の油断もできない緊張MAXの日々が続きました。熱が出た、と聞くともう生きた心地がしない。私は3日寝なかったら角膜をやられて、ひどく痛んだりもしました。

防護服もマスクも外して

それでも、最初は私と陽性が疑わしいスタッフ1人だけで、陽性のお年寄り3人をみていたのですが、ありがたいと言っていいのか、だんだんスタッフにも陽性者が出てきたので、安心して陽性者をみられるローテーションメンバーが現れたのです。

情報として、基礎疾患のある人は重症化するリスクが高いと聞いていました。99歳でぜんそくのおばあちゃんは、恐ろしかった。夜中に咳がゴホンと出るたびに駆け寄って、背中をさするとか、喉が通るように気道を確保したり、とにかく重症化させて死なせてはいけないということで必死でした。胸を温めてカイロをしたり、胸にクリームを塗って呼吸しやすいようにしたり、姿勢を頻繁に変えたりも繰り返しました。

あとで記録を読み返して気がついたのですが、手が行き届いたせいでしょうか、ふだんよりゼーゼーもなかったし、毎晩、布団の中で大きな声で叫んでいる「おかあさ～ん」「あいた～い」もほとんどなかったのです。これも、コロナのお陰で、ふだん気づかなかったことに気づかせてもらえた良い経験になりました。

このおばあちゃんの前にスタッフが防護服で現れたときは、怖かったのでしょう、「やめてー」と必死に手で払いのけ、なかなかケアをさせてもらえませんでした。食事を持って行っても「こわーい」と、食べてくれません。感染対策で使い捨ての食器にしていましたが、どうしても食べてくれないので、過剰な防護服をつけるのはやめました。食器も使い捨てをやめて、ふだん通りの陶器にしたらやっと食べてくれました。

スタッフの陽性が増えてきた時点で、マスクも外しました。「感染対策」と「症状に対応する」を状況に合わせて変化させていくこと、陽性者の館ではその判断の連続でした。

ほとんどのスタッフが2～3日間くらい寝れば元気になりました。ゆっくりとしたローテーションになっていき、陽性者のお年寄りとスタッフしかいない、陽性者だけの空間は、感染対策に気を配らなくていい楽しい世界ができていたのです。あとは、クラスターを終わらせて元気になるだけでした。

クラスターと聞くと行政も寛大になってくれて、書類の提出は落ち着いてからでいいですよ、と言ってくれました。そのお陰で、がっちり介護ができました。19年ぶりに、介護だけしていればいいという日々でした。無事だったから言えることですが、すごく楽しかった。「ああ、私はこんなにも介護の仕事が好きなんだなぁ」と、体がポカポカしていました。

お年寄りもスタッフも、起きたいときに起き、ご飯を食べたいときに食べて、お風呂にも好きな時間に入ることができた。コロナだからお風呂に入らないということは考えられなかった。

いつもだったら、コロナだから寝かせておこうとなるのでしょうが、逆にコロナだからこそ、免疫力が落ちているから尿路感染になったらいけないのでお風呂はしっかり入れようねとか、水分が摂れていないからおしっこが濃いので、ふだんはそんなにしていないけど陰部洗浄をこまめにやろうとか、ともかくコロナに集中するのではなくて、症状に集中しました。

これは、私たちが19年ずっとやってきたことです。病名にではなく、お年寄りの体に起こっていることに集中すること、それをいろ葉では19年間ずっとやり続け、スタッフに伝え続けてきました。それが集大成だったという意味です。

生きたマニュアルを手づくりする

19年の集大成は多方面に発揮されました。チームとしての成長は見事でした。

私たちは、陽性者の館にこもって陽性の人たち6人をみていればよかったのですが、20人以上の小規模多機能施設なので、外のスタッフはその他の陰性のお年寄りたちを、拠点となる場所も変化させせながら、徹底的に感染対策をしながら守ってくれていました。

一番大変だったのは、実は月組と星組の仲間たちでした。感染が月組や星組にも広がったらどうしよう、テレビのニュースでもいろ葉のクラスターが報道されたので、家族や世間にどう思われているか、いろんな感情が交錯して苦しい思いをしたと思います。それでも、仲間たちがいつも支え合い、感染症について話し合い続け、見えている先のことを話し、不安になると、大事なことは「コロナを中心に物事を考えないことだ」という原点に戻ってきてくれました。

ひらやまのお家以外の事業所のスタッフたちは、食事をつくって届けてくれました。いろ葉のグループLINEには、陽性者の館のために料理をつくっている写真などもアップされていました。コロッケをつくってくれている写真をよく見ると、さすがにコロナに敏感になりマスクはしているのですが、そのコロッケを丸めている手はなんと、「素手」でした。

ふだんは事業所ごとの単体で活動していますが、有事にはフォーメーションが変わる。現場に入るということよりも、そこにいなくてもサポートのカタチができていて、不安になるスタッフをフォローする人、次のクラスターを想定して休ませておくという人もいました。それは話し合うでもなく、それぞれの施設長を中心に役割をつくってくれていました。

食事についても、十分に発揮されました。クラスターになるとお弁当にしたり、「レンジでチン」だったりしがちですが、ひらやまのお家はすべて手づくりです。これは、祈りにも近かったかもしれません。陽性者の館でスタッフを支えるのは食事でしたし、お年寄りが口にしたものが力を持っていますように、と回復を願っての「ひと匙」でしたから。

最初は重ね煮のご飯とお味噌汁という小食にして、肉や魚は食べませんでした。言うまでもなく、他の事業所から届く料理も重ね煮を使った料理や発酵食品で、美味しくて体に負担のないものが届きます。陽性者の館は、食事の選択肢に溢れていました。

そうは言っても、病み上がりですし、それぞれ自分の体調に合わせた摂り方となると結局、味噌汁が無敵に人気でした。それまでの2年間、コロナ感染した場合の食事については何度も話し合ってきたので、その経験からも食事がそうなったのは自然なことでした。というより、すべてがあらかじめ準備されていた、と言っていいでしょう。

こうして、国の示す感染対策マニュアルには載っていない、いろ葉マニュアルは効果的に実践され、生きたマニュアルとして進化していったのです。

「なんちゃって！点滴」作戦

シノブさんは、濃厚接触者でしたが5日目まで陰性でした。5人の中で1人だけ陰性でしたが、お家に帰れないし、認知症もあるので陽性のお年寄りのところにフラフラと出てきてしまいます。そこで、苦肉の策で生まれたのが「なんちゃって！点滴」で、これに幾分か助けてもらいました。

「インフルエンザで熱がありますね。こじらせてはいけません、点滴をしなくてはいけないから、布団に寝てもらっていいですか？」と言うと、すぐにベッドに横になってくれました。そして以前、鼻腔食で退院してきた方のお白湯を流すイリゲーターを点滴風に見せて、「点滴しますよ。チクッとしますが、我慢してくださいね」と言って針を刺す真似をして、そこをテープで止めたのです。それで10分くらいはゆっくり寝てくれました。

でも、しばらくすると「点滴」を持ち上げて、それを引きずって部屋から出てきてしまいます。「点滴」の水はこぼれ「わちゃわちゃ」したりもしましたが、さらに本物っぽくするために、点滴台にぶら下げて「点滴」をしました。すると、「点滴」だという認識が強くなりました。

しかし、次の日になると、その点滴台を上手に押しながら、部屋をあちこちするようになりました。ちょうどその日、シノブさんも陽性（無症状）がわかりました。これで陽性者の館の全員が陽性です。シノブさんには、「おめでとうございます。インフルエンザは治ったので点滴はしなくてよいですよ」と、「点滴」終了にしました。


災害のとき用に買っていた黒いテントも生かされました。同じ建物の中に十数人が2週間暮らすわけです。寝る時間も起きる時間も違うので、これも活用できました。また防音の部屋もつくっていました。これが活用される日が来るとは思いませんでしたが、ここだと昼もぐっすり眠れます。こうしたものが、ここぞという場面で役立ったのも、予想外のことでした。

熱発したお年寄りにどう対応したかですが、私たちは「冷えピタ（冷却ジェルシート）」のようなシートは使わず、未だにローテクです。氷水の洗面器を用意して、ガーゼのタオルをひたして額に当てるのですが、熱が高いのですぐに温まってしまう。ひたすらそれを交代で繰り返すのです。

コロナの人と接触しないようにと言われているのに、いまだからこそしっかり手当てをしなくてはということで、冷やし続けました。１人のスタッフは、洗面器にお湯を入れ、そこにアロマを入れて湯気を出し、お年寄りのほうに香りを手で送るということをしました。これもローテクそのものです。

もちろん、お年寄りにはマスクはさせません。なぜなら苦しいからです。1人のお年寄りは、もしかしたら今日逝かれるかという危険な状態でした。そのときに、顔にマスクしている状態で逝かせたくないと思ったのです。それで、スタッフもみんなマスクを外しました。介護者も陽性だしお年寄りも陽性だから、これ以上はうつさないし、うつらないのです。そうやって、お年寄りたちも私たちも凌《しの》いでいきました。

救世主は「ペコちゃんの飴」

お年寄りが、どういうときに覚醒するかを知っておくことは大事なことです。先ほどの100歳のおばあちゃんですが、どうしたら息をすることを思い出すかということが勝負でした。この方は飴玉を1日10個以上食べて、年間3000個を消費している方です。飴を舐めている最中に、飴はないかと催促するくらいです。いつも飴を口の中で転がらせているので、嚥下《えんげ》機能はすごく高い。その結果、肉とか魚もしっかり食べられていました。

そのおばあちゃんが、パルスオキシメーターで測ると60％くらいに下がっていました。息も弱いので、酸素供給器は前もって準備していました。だんだん反応もなくなってきたので、背中に冷たい手を当てると、まだ意識があるときは、ビクッと反応するのです。

それでも、だんだん息が聞こえなくなっていき、酸素飽和度がさらに下がると、背中に手を当てても反応がなくなっていきました。

そのときに、棒の飴が役に立ったのです。ふつうだったら、死にそうな人に飴玉を口に入れることはしません。でも、そのときは飴を口に入れるしか方法がなかったのです。私たちは平べったいペコちゃんの飴を準備していました。元気なときは棒付きの飴は大嫌いでしたが、それを口に入れると、年間3000個食べているので、口が無意識に反応することを期待していたのです。舐めると口を閉じるので、自然と鼻で息をすることができる。その結果、パルスの値がちょっと上がる。私たちは飴の入れたり出したりを繰り返しました。すると呼吸が戻ってくる。1人は酸素マスクを当てたり外したり、もう1人は飴を入れたり出したり、そうやって体の中に酸素が入っていくようにして、1晩中付きっきりの対応でした。いまは笑い話ですが、そのときは必死でした。「お願い！死なないで！」と、みんなで祈りながら、そんな滑稽なことをやり続けたのです。

スタッフは、1週間それを続けたので、肩が凝り過ぎて発熱する人も出てきました。でも助かったので、「肩こりは勲章みたいなものだね」とみんなで笑いました。好きなものに対する体の反応というのは驚くべきものでした。もし飴がなかったら、助からなかったかも知れません。私たちにとって、ペコちゃんの飴が切れることは恐怖でした。夕方になると今夜を乗り越えられるだけの飴があるか、常に本数をチェックして、少なければ買い物に行ける外の陰性組に買ってきてもらう。いろ葉の歴史に残る、「ペコちゃん大作戦」でした。

「もっと叩いて!」というひと言

私たちは、コロナで死なせたくないという思いが強くて、息が止まりそうになると必死で「戻って来て!」と、意識を戻すために頬を叩きました。顔が赤いのは熱のせいなのか、頬を叩いたせいなのか、分からなくなるほどでした。

これがコロナ前だったら、叩かずにやさしく摩《さす》りながら、「ありがとう、お疲れさまでした」と送れたのに、「ごめんね、ごめんね」と、涙を堪《こら》えながら声をかけ続けました。何時間もそれを繰り返したとき、「もう逝かせてあげたい」と思いました。ここまでして、私たちのために、また家族のために命を引きとめる必要があるのか。

そのときでした。おばあちゃんが「叩いて!」と言ったのです。私たちの思いを感じて、その言葉がふと漏れたのです。あのときの「叩いて！」と発した言葉、生死をさまよう数日の間に発したたったひと言が、「叩いて！」だったのです。

私は決めました。もう迷わない。私の体が裂かれようとも必ず元気にさせる。家族に会わせよう！　外にいるみんなに会わせる！　絶対に死なせない！


ぺこちゃん大作戦により、無事、おばあちゃんは生還しました。ご家族と会わせることができたとき、初めて安堵の涙が出ました。娘さんも「お母さん、頑張ったね。ありがとう」と声をかけ、さらに小さくなった体に娘さんの温もりが伝わったのでしょうか、おばあちゃんは母親の顔をしているように見えました。

それからもしばらくは、心配な状況は続きましたが、今日も生きています。その事実が、どれだけ私たちを勇気づけることになったか。やはり私たちは、いつもお年寄りさんたちから命をかけて教えてもらっています。

たとえ今日がお別れだとしても、「いいね」と言える日がどれだけ大切なものなのか。積み重ねられた日々の中にどれだけ大切なものがあるのか。深くて大きな「いいね」の中に、私たちの介護は落ちていきたい。

第2章　いろ葉の成り立ち

生き方としての介護

介護の経験はたった3年でしたが、2003年にいろ葉を立ち上げ、今年2023年で20年目を迎えました。私ひとりでは、なにひとつ出来なかったなとしみじみ思います。一緒に働いてくれた仲間や、出会った人たち、なによりもお年寄りさんたちのお陰で今日の私があります。極端なことを言えば、私の体は私だけのものではない。これまで出会ったみなさんとのご縁と関わりによって、私の細胞の1つひとつが出来ていると感じながら、毎日を送らせてもらっています。

この20年間、私自身にとって、またスタッフにとって、楽しい仕事の在り方とは何かということを考え、手探りしてきました。自分がただ生きているということではなく、どうしたら楽しく介護の仕事を続けていけるのか。生き方としての介護、それを模索しながら走り続けてきました。そう思って、ふと世の中を見ると、みんな暗い顔をして下を向いて生きているように見える。私たちと、なにがどこで、どうすれ違ってしまったのか。

違いを見つけてみようと、ひらやまのお家の玄関を他の会社の玄関を開けるようにして入ってみましょう。

介護施設だけでなく一般の会社にも、玄関に理念が額になって掲げてあります。それが、いろ葉にはありません。実地指導のときに、よく「理念はどこに掲示してありますか?」と聞かれます。その質問には、「理念はスタッフ1人ひとりの中にあるし、お年寄りさん1人ひとりの中にあります。ぜひ1人ひとりに聞いてみてください」と答えています。

ひらやまのお家の玄関を入るとすぐ右にトイレがあるのですが、ドアに絵が描かれています。そこには「Spark of Life」という文字と、人が何かを蹴っている絵が描かれている。ただし、蹴っているのはボールではなく、ハートです。

この絵の意図は、「人生を謳歌しよう。1人ひとりが自分の人生を謳歌できる、そういう場所や地域でありたい」という思いを込めています。

各事業所の玄関マットにも、ごちゃごちゃしたイラストのオリジナルマットが敷いてありま す。そこにも動物からお年寄り、植物まで描かれていて、この世のあらゆる力を巻き込んでみんなが色とりどりの人生を送れるように、という思いが込められています。

まずは、この20年の歩みをざっと振り返るところから始めたいと思います。いろ葉を始めて5年目に『介護戦隊 いろ葉レンジャー参上』という本を出版しました。どうしていろ葉を始めたのか、最初の5年間に起こったエピソードを交えてまとめた本です。そこに書かれていることと重複するところもありますが、もう一度、振り返っておきます。

湧きあがる疑問

私は1999年に、初めて介護の仕事に就きました。そこは60床の老人ホームだったのですが、365日、私の中で「どうして？　なんで？」という疑問を感じ続ける毎日でした。

朝、起きる時間が決まっているのはなぜか。早出の職員が来るまでに、なぜお年寄りたちをリビングに起こしておかなければいけないのか。朝ご飯を何時までに食べなければ下膳されるとか、ラーメンを食べたいと思う日にラーメンが食べられないのはなぜなのか。

「いつ食べられるんですか？」と聞くと、「今月のメニューにはありません」と言って断られる。お年寄りは悪いことをしたわけではないのに、自分の人生の最期を暮らす場で、自分で選択できることがなにもない。

老人ホームで働くまでの私は、老後というのは人生のご褒美《ほうび》のような時期だと思っていました。老後はご褒美の時間だから、若いうちにがんばろうと思っていたのに、老人ホームで働いてみたら「えっ？　これがご褒美人生なの？」と感じて、すごく悲しくなりました。

汗かきのおばあちゃんがいました。「お風呂入りたい、毎日入りたい」と言っても、週に3回、決まった曜日にしか入れない。しかも、入る順番も決まっていました。いま私は、老人ホームで働いていないので分からないけれど、当時はお風呂の日が決まっていて、上司の人に、「どうして毎日入れないんですか」とか、「どうしてお風呂に入りたくない人も入らなければいけないんですか」としつこく問い質《ただ》していました。すると、いつも決まり文句のように「施設だから仕方ないでしょう」という言葉が返ってくる。

「仕方ない」と言ってしまうことで、どれだけ大切なことを奪ってしまうのか、その安直な言葉の怖さを知ってしまったのです。そのときからです、私の中で「仕方ない」という言葉を使うのを禁止したのは。もし「仕方ない」と言わなければならないとしたら、それと引き換えに私も何かを失う覚悟が必要だと思った。だからそれ以来、私は何かを失うことは避けたいので、逆に「仕方なくない！」ように努める生き方を選んできました。

トイレにしてもそうです。5分前にトイレに行ったけれど、また行きたくてナースコールを鳴らすおばあちゃんがいました。ナースコールで職員を呼んでも、「さっき行ったばかりでしょ」とオウム返しに言われてしまう。でも、私だって緊張していたら、さっき行ったけどまた行きたいと思うことはあります。

行きたいと思ったときにちゃんと行ける。「トイレに行きたい」とふつうに言えて、連れて行ってもらえる。そういう、ただ当たり前のことができる場所をつくりたいなと思い始めました。

そのおばあちゃんは、いつも「ごめんね、ごめんね」と言って謝ってばかりいました。でも、自分がトイレに行くときに、誰かに「ごめんね」と言うだろうか。トイレに行くだけのことなのに、毎日、ごめんねと言わなければならない暮らしって、どんなに苦しいだろうか。自分から失われてしまった自由な体、そのことを自分にいつも言い聞かせながら暮らす日々――。こんな未来が待っているかと思うと、すごく切なくなってきたのです。

たとえ3分おきに呼ばれても、私なら「呼んでくれてありがとう」と言って、トイレにお連れする。呼ばれたことでその人を傷つけない、遠慮なく言ってもらえる居場所をつくりたい。たった3年なので、経験も実力もほとんどなかったのですが、ただこんなことでいいはずがないという疑問と、こうしてあげたいという思いだけはあって、それが日に日に強まっていったのです。

3年間、それが積み重なっていくと、もう心も体も我慢のキャパシティはなくなっていました。ついにそれが決壊して、自分でいろ葉を始めることになったのです。

私が施設で働いていた当時は、だいたい日中、13人くらいの人を任されていました。その経験から、13人では難しいけれど、8人くらいなら3分おきのトイレ誘導をなんとかできるのではないかと考え、5～6人から8人くらいまでのデイサービスがいいかなと考えていました。しかし、そもそもはデイサービスを始めたかったというよりも、1人のお年寄りと出会ったことがデイサービスを始めることになる、直接のきっかけでした。それが、老人ホームで超問題老人と思われていたスミエさんです。

スミエさんとの出会いについては前著に詳しく書きましたが、簡単に振り返っておきます。

問題老人だったスミエさん

私はスミエさんが元気で凛《りん》としていた時代をよく知っていました。上品で、地域の人からも一目置かれていた、きちんとしたお家の人でした。自分の意見をはっきり言う人で、地域で活躍されていた、そういうスミエさんです。歳を取ってからも、美しいものを見たり、得意の裁縫で着物や舞台衣装をつくったりと、美しいものたちに囲まれていました。

そのスミエさんが、老人ホームで問題老人扱いされていた。大きな声で叫び続けるので夜は奥の部屋に移動させられるとか、お皿を投げるからみんなと離れたところでご飯を食べさせられるとか、です。

スミエさんは寝たきりでしたが、体が重いので、自分では移動できない。ある日、スタッフが車椅子に移動させようとしたときに、落ちて骨折してしまったのです。大腿骨頸部骨折で入院となったら、施設はもう帰ってきてほしくないから、入院を機に私がいた施設とは縁が切れたのです。厄介払《やっかい》いという感じでした。

退院後、スミエさんは別の老人ホームに入所しました。私が会いに行くと、車椅子にだらんとした姿勢で坐らされて、見ると拘束帯で縛られていました。手にもミトンの手袋をされていた。私が会いに行ったときには、部屋のベッドに寝ていたのですが、私に「起こして」と言うのです。「じゃあ、起こすね」と言って周りを見ると、車椅子が近くにありません。ああ、起きたいときにすぐに起こしてもらっていないんだな、と思いました。

車椅子を見つけてスミエさんを起こそうとしてお布団をはいだら、シーツがシマウマ模様のようになっていました。便がついていたのです。こんな状態で寝かされていたのかと思って、職員さんを呼んで「シーツが汚れているんですけど」と言うと、職員さんはスミエさんに向かって「また、オムツに手を入れたの！」と言って叱るのです。

当時もいまも、便に手を触れるのは「不潔行為」と呼ばれています。でも私は逆に、それは

「清潔行為」だと思っています。お尻に違和感があるから、変な感じがするから手を入れる。ちゃんと理由があるのです。つまり、便に触るのは不快を取り除こうとする、清潔行為なんだと思います。それを不潔行為という言葉で呼ぶのは、本末転倒です。「なにかある」から手を入れるのであって、「なにかある」という状況をつくるほうが問題なのです。

共同起業者が現れた

それからは、何回もスミエさんに会いに行きました。その度に、後ろ髪を引かれる思いで帰ってくる。そんなある日、スミエさんが「私をここから連れて帰ってくれ」と言い出しました。そう言われても困ってしまって、「それはムリ、連れて帰れないの」と答えるしかありません。するとスミエさんは私にこう迫ったのです。こんなやりとりでした。

「じゃあ、ここの職員になりなさい。理事長に手紙を出そうと思うけど、自分では書けないから、聡子さんが代筆してね」

「なんと書けばいいの？」

「中迎聡子という人間は親切なスタッフだから、ここで雇われるのはいいことだと思います。私が保証しますので雇ってください」

でも、私にはこの老人ホームで働くという選択肢はありませんでした。

スミエさんには、この人だったら安心、大丈夫だと頼れる人がここにはいない。90歳近くなって、人生の最期をこの老人ホームで終わっていくというのは、どんなに切ないことだろう。もしスミエさんをこのままにして介護の仕事を続けても、一生、私は矛盾を感じ続け、後悔とともに生きていくことになるだろう。ここで見捨てたら、介護の仕事を続けていくことさえ断念しなければならないのではないか。

スミエさんを人間にしたい。スミエさんが人間らしい暮らしの中で死んでいける場所をつくりたい。スミエさんとは縁のあった人生だから、その縁を私が引き受けなくて、誰が引き受けてくれるというのか——。こうして私は、スミエさんを引き受ける場所となるデイサービスを始めることになったのです。

このような経過だったので、最初はスミエさんを受け入れることしか考えていませんでした。2003年4月1日、オープンと同時にスミエさんがやって来て、そこからいろ葉の歴史が始まったのです。

スミエさんの介護はほんとうに大変だったのですが、そのスミエさんとの格闘の日々と、いろ葉でスミエさんが本来のスミエさんらしさを取り戻して変わっていく姿は、前著に詳しく書きました。

その日々が20年経ったいまも、私の「軸」になっているし、関わったスタッフにとっても軸になっています。軸というよりも、いろ葉の原点です。その意味では、いろ葉にとってスミエさんは、共同起業者なのです。

デイサービスいろ葉スタート

デイサービスいろ葉は、２００３年4月に鹿児島市内の谷山という街の端っこの地域で、ふつうのお家を使って始めました。最初は8人定員で、デイサービスをしながらお泊りもして、最後は10人定員のデイサービスになりました。

いろ葉を始めるきっかけになったスミエさんが、どんどん元気になって人間らしさを取り戻す様子を見たケアマネジャーさんたちが、どんどん要介護度の高い、介護の難しいお年寄りたちを送り込んでくれました。

要介護度は5がＭＡＸなんですが、スミエさんの要介護度１００を筆頭に、５以上の人がゾロゾロという感じで利用者が増え、病名も多彩で、病気のオンパレードでした。お陰で、オープンした夏には、定員がいっぱいになりました。

私は、老人ホームで働いた3年の経験しかなかったけれど、介護に慣れた人とは仕事をしたくなかったんです。ベテランさんの中には、管理された生活を当たり前だと思っている人が多かったからです。なので、新しくできたばかりの事業所なのに、介護の初心者たちが重度のお年寄りたちを介護することになりました。

お年寄り8人に対して、介護職も8人、ほかにボランティアの人もいて、数で勝負するという感じでした。27歳の私がいちばん年上だったので、周りから見たら頼りない事業所だったと思います。

ここでの10年、お年寄りの生きる姿や暮らし方だけでなく、お年寄り特有の動作や体の使い方とか、食べ方などもここで学んできました。10年経つと、高齢な上に重度だった人たちのお看取りが続きました。

ちょうど7年目には、いつ亡くなってもおかしくない人が3人くらいいました。ここで今日、亡くなるとしても、家族はここに泊まるスペースがありません。最期のときくらい、家族が一緒に川の字に寝られたらいいなとか、考え始めていました。そう考えて、2年くらい探して見つけたのが、現在、鹿児島市坂之上にある「いろ葉」と「坂の上のお家」です。

ちなみに、いまは最初の建物は使っておらず、持っているのは無駄なのですが、私にとってはお守りのような場所なので大事に持っています。

「いろ葉のふじ」は生まれ故郷で

いろ葉のふじでは、10年活動しました。このデイサービスは、南九州市川辺町という田舎にあります。田舎なので、おばあちゃんが少々ぼけても、家で暮らせています。これが都会だと、お年寄りが出歩くとすぐに交番に通報されてしまうでしょう。ところが、ここでは冬に薄着で出歩いていても、近所の人が「寒いでしょう」と言って家に連れ帰ってくれる。裸足で歩いていても、声をかけてくれる、そういう地域です。実は私の祖父も、ここ「いろ葉のふじ」の利用者でした。

いろ葉を始めて5年目くらいには、認知症のお年寄りたちと介護のスタッフとの関わりの中で、この二者だけの関係性だけでは世界が閉じられてしまうと考えるようになりました。もう少し、広い世の中に出て行けないだろうか。

歳をとるということ、体が不自由になること、ぼけていくということを、多くの人に知ってもらいたいし、多くの人たちと共有したい。私たちには、そういう役割もあるに違いない、と思ったのです。

このいろ葉のふじは築100年の建物だったのですが、鹿児島大学の建築学科の学生たちを巻き込んで、1年かけてリノベーションしました。大学生たちはふだん、お年寄りと触れ合うこともないし、認知症のお年寄りを見たこともない。でも、ここをリノベーションするということで、いろ葉のお年寄りたちとも関わるし、いつか自分たちにもそういう日が来るということを伝えたかったのです。学生たちは私たちの思いを理解してくれて、進んで協力を買って出てくれました。この経験から、福祉施設の建築を専門に進んだ人もいます。

その学生たちの中には、いまでは一級建築士となって活躍している人もいます。この15年の間に、彼らも結婚して、子どももできて、もう押しも押されもしない立派な社会人になっています。

いまいろ葉では、その学生たちと次のプロジェクトを進めています。最初のプロジェクトは高齢者の施設でしたが、20周年を迎えた2023年にかけて動いているのは、子どもの居場所だったり、生き難さを抱えた青年たちの居場所だったり、もちろん高齢者施設だったりと、いろんなプロジェクトを進めています。

人の縁というのは、ずっとつながっていくのですね。長いお付き合いの中で、お互いに成長しながらまた交わり、夢に向かって進んでいけるのは、最高だなと思っています。

設計にも関わった現在の「いろ葉」

それまでの10年間、介護が大変なお年寄りたちと関わっていきながら、いろ葉のふじからさらに5年ほど経ったころから、今日亡くなるかもしれないという人たちが同時に2～3人出てきました。そのとき考えたのは、ただケアをていねいにすればいいというのではなく、環境とか、建物とか、自然とか、そういう力も絶対に必要だということでした。

1人ひとりに心地よい最期を迎えてほしいし、ご家族にも傍にいてほしいと思ったときに、いろ葉ではどうしてもスペース的に狭いのです。

最期が近づいてきたときに、介護スタッフにできることというのは、元気だった頃の2割くらいです。あとはご本人の残された力だったり、宇宙のエネルギーだったりします。

朝、太陽が昇り夕陽が沈むという大自然の営み。さわやかな風に触れたり、土の匂いを感じたり、あらゆる力を借りて人は存在しています。まずは、そういう五感を大事にして、それが第六感につながるような場所で暮らしてもらいたい。最期はご自分の体にたっぷり身をゆだねて、心置きなく最期を迎えてもらいたい。

それを感じられそうな土地を探して、風も気持ちよくて、山も見えてというところを2年かけて探して、2013年4月につくったのが現在の地域密着型通所介護「いろ葉」です。お年寄りと生活してきた経験を踏まえて、設計も自分で考えました。たとえば台所は、料理するトントンという音が聞こえるところに設置すれば、お料理の匂いを感じることができるので、リビングは台所の横が良いと思いました。

介護では、そんなにいろんなことをしてあげられません。寝たきりのお年寄りは匂いで癒されることもあるので、そういう楽しみを感じてもらいたい。

あるおばあちゃんは、朝、太陽が昇ると、陽の当たるところにゴロンとするのが大好きです。太陽の動きとともに、暖かい場所を探してそこまで動いて行ってゴロンとしている。それが快適なら、それでなんの問題もないのです。

住宅型有料老人ホーム「坂の上のお家」

その隣にあるのが、住宅型有料老人ホーム「坂の上のお家」です。ふつう、住宅型有料老人ホームというのは、デイサービスと同じ建物の中にあります。でも、そうなると一年中、同じ建物の中に居続けることになります。雨に打たれることもなく、夏の暑い日差しを浴びることもない。それは、ふつうの暮らしとは言えないのではないか。

そんな潤いのない生活になってしまうのは嫌だなと思いました。雨に濡れるとか、風に吹かれるとか、そういうことも生きている実感なので、大事にしたい。そう思って、わざわざ別棟で有料老人ホームを建てたのです。２０１４年4月オープンですから、デイサービスをつくってからちょうど1年後のことです。

雨の日は、入居のおばあちゃんたちは傘を差したり、カッパを着てデイサービスに通っています。台風の日は、デイサービスに行けないのでお休みです。

先日、スタッフが嬉しくて報告してくれたのですが、いつもはほとんど声を出さないおばあちゃんが、一歩外に出た瞬間に、「寒い！」と言ったというのです。そういう言葉が自然に出た。私たちが、その言葉を引き出そうとしたのではありません。環境が引き出した言葉に、私たちはエネルギーをもらいます。

「寒い！」のひと言が嬉しいと感じた仲間たちの思いが循環されます。こうやって、私たちが「意図せず」環境から力をもらうということを「意図する」ことも、介護のプロの仕事だと思うのです。

有料老人ホームは上の階につくるのがふつうでしょう、と銀行からも言われました。なんでわざわざ土地を別に買って建てるのか意味が分からないと言って、最初の銀行からはお金を借りられなかった。でも、これまでの10年間を振り返って感じてきたことなので、その思いを貫いたのです。その結果、別の銀行がお金を貸してくれて、別棟を建てることができました。それが坂の上のお家です。

私たちとしては、満床にしないというのが暗黙のルールです。坂の上のお家は9床なのですが、7人が入居していたらそこで打ち止めです。8人は多すぎるので危険です。なぜかと言うと、在宅で暮らしている人がもう限界だと思ったときに、いつでも入居できる部屋をキープしておきたいからです。空き部屋があれば、「それまでがんばってね」と言えます。

在宅で介護している人たちは、いよいよ在宅での介護が難しくなると、心が折れて、施設入所に走りがちです。介護で切羽詰まったときに、すぐにショートステイを利用できそうにないからとか、すぐに施設に入居できないからと感じて、とりあえず申し込んでいたところが空くと、先手を打ってしまうのです。いまのうちに入っておかないと、いざというときに空きがないと困る、と考えるからです。

そこで、いろ葉では居室をわざと空けておいて、もう在宅介護が限界となったら、「じゃあ1晩、泊まりましょう」と言って泊まってもらいます。あるいは、いったん別の施設に入居しても、退所したらいろ葉を利用できるように、常に居室を空けるようにしているのです。そうすることが、常日頃「折り合いがつくまで一緒に在宅でがんばりましょう」と言っている私たちの責任だと思っています。「がんばりましょう」と言っておいて、いざというとき受け入れられないのは、あまりにも無責任だと思うのです。

小規模多機能「ひらやまのお家」

築100年の「いろ葉のふじ」から7年くらい経ったときに、私たちは新しい課題に直面していました。田舎で1人暮らしをしているおばあちゃんが、台風のとき1人でいるのは怖いとか、インフルエンザのときに、おじいちゃんとおばあちゃん2人だけでいるのは大変ということがありました。やはりなにかあったときに泊まれるところが川辺町にも必要だなと思って、小規模多機能施設「ひらやまのお家」を、いろ葉のふじだった場所のすぐ近くにつくりました。2017年4月のオープンです。

小規模多機能がすばらしいと思うのは、介護保険という制度としては優れていて、家で暮らしたいという望みをとことん支えられることです。そして私たちと利用者だけでなく、その地域に暮らす人びとともつながりが生まれることです。

半径何十メートルの人との関わりが増えていくことで、漠然としていて抽象的だった「地域」が、そこに暮らす人たちの顔となって見えてきます。顔の見える関係、気にかけ合う関係のつながりが線になり、線と線が交わって網の目がどんどん埋まっていく感じがしています。

近所の人が、体調の悪いおばあちゃんを発見すると、ひらやまのお家に「ちょっと見に行ってあげて」と連絡が入ったりします。スタッフがバイタルセットを持ってお家にうかがい、血圧を測ります。「ちょっと高めだけど、大丈夫よ」と言って、それだけのサポートで一件落着となったりします。

とは言え、スタッフはほんとうに大変です。365日24時間、通ったり泊まったりに加えて、訪問もあります。でも私としては、やり甲斐が半端ではないと思っています。この予定通りにいかない、いくとも思っていない日々に、この仕事の面白さがあります。

私たちは、街づくりをしようと思って小規模多機能を始めたわけではありません。でも、1人ひとりの暮らしをしっかり支えていくと、気がつくと数軒の周辺の人たちの目が変わっていったり、もう少し広い範囲の地域の人たちまで変わったり、ということが起こってきました。

地域のおばちゃんたちのサロンでのひとコマです。ひらやまのお家では、認知症のお年寄りが頻繁に出歩くので、スタッフはそっと付き添って一緒に歩きます。その取り組みをしているスタッフが、認知症のお年寄りにはこう話しかけるのがいいですよ、というような話をしたようです。そういう話を聞いて、おばちゃんたちは、認知症の人たちとの付き合い方が少し分かった、と言ってくださった。

このごろ少し認知症の症状が出てきたのかなとか、そのことを話題にしたり、サロンのメンバーの人たちと相談しやすくなったと言うのです。あるメンバーから、「うちではこのごろ、ご飯を食べるのを忘れたりする」という話があると、それなら、みんなで気にかけようというグループができたりもしました。

あるおばあちゃんは、いつも警察のお世話になるほど頻繁に出歩いていました。その人を閉じ込めたりせずに、スタッフが一緒に付き添って歩いている姿が地域の人の目に留まり、いろ葉のケアが少しずつ理解されるようになった。認知症の人を特別な目で見ないという、地域の人の眼差しの変化が広がっていったことは、とても嬉しいことでした。

つくづく、すべては1人から始まるのだなと思います。1人をしっかり支えていくということが、結果として街づくりにもつながっていく。そのことを強く実感しているところです。地域を変えようとか、大きな目標を掲げるのではなくて、目の前のことに集中し続けることが大事なんだな、と感じるのです。

建物も自然も介護スタッフ

建築中は、狭いスペースに何人も入り込んで、トイレの場所とか手すりの位置とかを、徹底的に議論しながら建物をつくってきました。私は、建物も介護スタッフだと考えています。窓ひとつとっても、そこには意味があるし、お年寄りの暮らしを支える力があると思っています。

たとえば、一般の施設の窓はほとんどが「腰窓」です。安全性を考えて、というのがその理由です。でもそれだと外と遮断されているので「外への憧れ」が募るばかりで、たまたま開いている窓を見つけるとそこから出ようとします。こちらのほうが、むしろ危険です。

そこで、ひらやまのお家の窓はすべて「掃出し窓」にしました。いつでも出られるからこそ、安心して「内側」にいられる。天気がいいなとか、雨が降ってきたから洗濯物を取り込まなくてはと、「外」に対して意識が向くので、「内」だけで自己完結しない。しかも習慣的な思考が働くから、実際にはどこからでも出ようとすることはありません。玄関とか勝手口とか、いつも出入りしているところに無意識に向かうからです。

そのように、お年寄りの目線に入るものが、痛々しいものになってほしくなかった。もう歳をとったから、こんな場所で暮らすのも仕方ないと思われるのが嫌だったのです。ですから、あらゆる場所に手すりを設置するとか、意図的に整えるのではなく、「ほどよく」というのをモチーフにしました。手すりはないけれど、ここの壁にもたれることができるとか、お年寄りの自然な動作を引き出せるように工夫しながらつくりました。

せっかく設計から建物をつくるのだったら、建物がスタッフの1人分にも2人分にもなるようにと意識してつくったのですが、その過程のやりとりが面白かったのです。お互いプロ同士で話すのは面白い。いろんな人が、自分の知らなかったことを新しく知ったり、シェアし合っていくことで、お互いの目線は変わるし、より理想的なものに近づけていくことができた。そういう、物づくりの楽しさも味わいました。とはいえ、建築業者さんにとっては、口うるさい施主だと思われたかもしれません。

最初は、台所とリビングを同じ高さで設計していたのですが、工事の途中で私が「リビングが畳の部屋だから、台所を下げることで目線の高さを一緒にしてほしい」とお願いしたので、現場は大混乱。夜、遅くまでみんなで喧々諤々《けんけんがくがく》と議論したことも、楽しい思い出です。

建物も介護スタッフですが、私は太陽も風も土も、介護スタッフだと思っています。そのすべてを仲間にしてしまえば、怖いものはありません。たとえいま友だちがいなくても、人はひとりではないのです。

第3章

「生き方」を支える——3つのイキカタ①

自分自身を「生ききる」とは

ここからは、いろ葉は仕事としてどういうことを目指しているのか、ということについて考えていきます。

いろ葉では新人スタッフの研修のときにも、一般の研修でも、同じスライドを使って話をします。まず、スタッフ1人ひとりに、「みなさんにとって、自分自身を生ききるとはどういうことですか?」という質問を投げかけています。

介護の仕事とは何かというよりも、自分が、自分自身を生ききるとはどういうことなんだろう。お年寄りたちは、5年なのか10年なのか、残された時間を最後のゴールに向かって生きています。そのお年寄りたちと仕事で向き合う中で、そこに自分を重ねてみれば、私たち1人ひとりも確実にそこに向かっていることを実感させられます。そのことを認識した上で、では「自分自身を生ききる」とはどういうことなのか、ということを考えてもらうのです。

最初のスライドには文章で「いろ葉では、その人の『生ききる』を紐解《ひもと》き、たぐりよせ、つむぎ、支えるをカタチにしています」と書いています。お年寄りの残された時間、お年寄りたちの「生ききる」を支えるのが私たちの介護のお仕事です。では、「生ききる」を支えるとは、どういうことなのでしょうか。

それは、1人ひとりのお年寄りの人生を紐解き（関わり）、たぐりよせ（知り）、つむぐ（つなぐ）ことです。そうやって、私たちの「支えるカタチ」をつくっていきましょう、と新人研修で話しています。

いろ葉は、ほとんどの人が介護経験のないスタッフです。たまたま近くにいろ葉があったからとか、家族や友だちの中にいろ葉のスタッフがいて声をかけてもらったとか、そういう人たちです。たまたま縁があって、たまたまいろ葉で働いているという、たまたま巡り合わせた人たちがほとんどです。

最初から「経験なしでもOK」と募集していましたが、やがてそれは確信となり、積極的にアピールするようになりました。目先のプロよりも、介護を経験したことがない人を、ゼロからていねいに育てたほうがいい。「介護」という境界線をつくらないこと、「介護」という視点からだけでお年寄りを見ないこと。そうやって、スクスクとゼロから育つ職員たちを見てきて、それは私の自信となりました。

いまでは、無資格でも経験なしでも働けるところなんだ、と思って来たスタッフのほとんどが、介護福祉士の資格を取得しています。

そういう経験のない人たちに最初に伝えるのは、3つの「イキカタ」を支えるということで、そのことを頭の中に描いてもらうようにしています。右マヒの人の障害はこうですとか、嚥下《えんげ》の悪い人の介助はこうですと教えるのは後回しにしています。

人生のストーリーを尊重する

お年寄りたちは、100人いれば100通りの人生を歩んできて、私たちと出会い、私たちの目の前におられます。全員の方が1人ひとり、自分の人生というストーリーを生きて来られた。生まれたときからのストーリーをずっと書き加えてきて、90歳の「いま」があります。私たちと出会ったがために、その人生のストーリーが急にホラー映画になったり、急にお笑いになったりしたら困ります。その人が大事にしてきたストーリーを変えないで、これまでのカーブがゆるやかに続くように、私たちが黒子になってお支えすることが私たちの仕事だと思っています。

出会うお1人お1人に、唯一無二のストーリーがあり、私たちはその綴られたページを戻ったり、栞《しおり》を付けたり、消えそうな文字を書き起こしたりします。それは、ものすごく繊細で深みのある作業です。介護の仕事に就いて23年になりましたが、私がこの仕事を日々好きになっていくのは、介護のお仕事がこういう繊細さに裏打ちされているからだと思います。

認知症になったら人格が変わるとよく言われますが、その人の人柄というのは、その人の深いところにいつも存在しています。言葉の端々だったり、目の表情だったり、仕草だったり、目に見えないものだったりもします。もちろん、見えるものによっても発信していますが、目に見えている部分だけで、私たちが勝手にその人を評価しないことが大事です。アンテナの感度をよくしてキャッチしていくために、私たちは素直であることが必要です。

ほんとうに、1人ひとりの人生は驚くほど違います。たとえば、旦那さんと死別してから、まるで旦那さんなんていなかったかのように生きている人がいます。反対に、死が2人を分かったけれど、ずっと旦那さんと一緒にいるかのように大事に思っている人もいます。

地域のことを大事にして生きてきた人もいれば、地域のことには関心を向けず自分のやりたいことをやり続けてきた人もいる。ご飯を食べる前にチョコレートを食べるのが喜びだという人も、何より「祈り」を大事にしてきた人も、酒とタバコと女が大好き、という演歌のような人さえいます。どのお年寄りを見ても、1人ひとりが、今日《こんにち》の自分を編んできたかけがえのない物語があるのを感じます。

この介護という仕事に就いたときに、敏感に自分の中に取り入れてほしいのは、その方の生きてきた道を知ること、尊重することです。根掘り葉掘り聞くというのではなく、その人の体から発信されている無言のメッセージを聞き取ることです。

寝たきりの人でも認知症があっても、嫌なものは表情で分かるし、肌に触れても分かる。それを汲み取れるスタッフになってほしい。寝返りするときの声掛けでも、その人が心地よいと感じる声の掛け方があるのです。

秘密兵器は聴診器

お1人ずつの生き方や人生を知るとはどういうことかを、何人かのケースを通して見ていきましょう。

ツネさんというおばあちゃんは、いろんなことをすぐに忘れるし、とにかく意欲のない人です。ご飯も、食べても食べなくてもいいという感じです。この方は、定年までずっと看護師さんだった人です。ツネさんは、お茶もなかなか飲んでくださいません。いつも体の力が抜けているような状態です。

ある日、ツネさんはリビングのソファに坐って、いつものようにお茶を飲んだりしながらバイタルチェックを受けていました。するとツネさんは、机の上に置かれた聴診器を手に取って突然、立ち上がりました。そして、リビングにいた寝たきりのおばあちゃんのところへ行き、胸に聴診器を当てたのです。自分から立ち上がることがなかったツネさんの姿は、30年前に病院で働いていたころの姿と重なってきました。

その日から、ツネさんに「バイタルチェックしてもらってもいいですか？」とお願いすると、自分で聴診器をもってお年寄りたちのところを回り、聴診器を当てます。そして、「今日は、大丈夫だよ」と、私たちに報告してくれる。ふだんは誰にも触れないのに、そのときだけは、積極的に相手に触れるのです。

ニコッと笑って「大丈夫だよ」とお年寄りさんに声をかけるツネさんの聴診器ですが、時には反対に当てたり、耳に入ってなかったりもします。ツネさんより年上の方を子どもだと思っていることもあります。でも、その姿は凛《りん》としていて、背中は曲がっていても体はスッとしているように見えます。

ツネさんは、子どもがいませんでした。ずっと看護師として働いてきて、いろんな人のことを気にかけることが、この人が体を動かす理由でした。

リハビリはお墓参り

ひろじさんというおじいちゃんは、奥さんとはごくふつうの夫婦関係だったのですが、奥さんを突然亡くしたあと、奥さんへの思いが深くなりました。自分だけ生き残ってしまった、生きている間に奥さんを大事にしてあげられなかったという思いが日に日に強まっていきました。

お墓参りに行くことが、その禊《みそぎ》というか、大事な習慣になりました。しかし、片足を悪くして車椅子になったので、お墓参りにも行けなくなった。その結果、いつも「死にたい、死にたい！　早く迎えが来ないか」「畑も田んぼも母ちゃんとがんばってきた。母ちゃんのところに行きたい」を繰り返していました。

お墓はとても足場の悪いところにあったのですが、そこに行けば気持ちが晴れるのです。そこで、この人にとって必要な支援とは、リハビリをするとか、立位がとれるように訓練することではなく、時間があればお墓参りにお連れすることになります。

そのためには、家で暮らしながら、ベッドから車椅子、車椅子からトイレに移動できるようになり、車椅子で出かけられるように練習する必要があります。馴染《なじ》みのこの地域で暮らし続けることが、このおじいちゃんの「生き方を支える」ということなのです。

とにかく無気力だったので、おしっこもベッドや車椅子のまま、尿器でしたがりました。いろ葉では毎回、じいちゃんと押し問答しながらも、トイレに行き、車椅子からベッド、ベッドから車椅子、車椅子から椅子に坐り替える練習を、トイレに行くたび、ご飯やお茶のたびにしていました。

やがて車椅子の乗り降りも上手になり、車椅子を自走できるようになりました。その結果、家から脱走してみんなで探したこともあったくらいです。脱走するつもりはなかったのでしょうが、家の玄関の前がスロープになっているので、そこをブーンと走り降りたようです。

おじいちゃんが居ないので周囲を探しました。脱走先は自分の田んぼでした。奥さんとつくった田んぼ、奥さんと見てきたこの景色、子どもたちに託していくこの景色の中で、奥さんを感じて生きることが「いますぐ会いたい」奥さんと共に生きることだったのかもしれません。

ひろじさんがいなくなったいま、川辺の畑の景色の中に、ひろじじいちゃんとばあちゃんが汗を流して野菜を収穫している姿が、私には見えます。

パートナーの死の告知

ここで、スミエさんに再び登場してもらいます。なんと言っても、いろ葉をつくるきっかけになったかけがえのない人ですし、「生き方を支える」ということでいえば、スミエさんを欠かすことはできないからです。

『介護戦隊 いろ葉レンジャー参上』と重複する記述がありますが、前著は、開設4年目に出版した本です。それから約15年経ったいま、現在の私の考え方を付け加えていきます。

スミエさんは、もともとは旦那さんが介護をしていました。スミエさんが入院してからもずっと、旦那さんはスミエさんに会いに行き、声をかけていました。その旦那さんが、先に亡くなることになったのです。

ここで、問題が持ち上がります。たとえば、おばあちゃんが老人ホームに入っている間に旦那さんが亡くなったとか、お子さんが亡くなったというときに、もうおばあちゃんには知らせない、と考える人が多いと思います。死を知らせても、本人には分からないとか、逆にショックを受けるからというのが、主な理由です。したがって、お葬式に連れて行くことはほとんどないと思います。私はそれを聞いたときとても驚いて、それは違うと思いました。

多くの夫婦が結婚したときは、「死ぬまで一緒にいようね」とか、「2人が別れるのは死ぬときだよね」と誓い合ったと思います。そのあといろいろあったとしても、結婚したときは、一度はそういう想像をしたでしょう。つまり、パートナーとはいつか別れる日が来ることを感じながら、晩年を生きてきたのではないでしょうか。80歳を過ぎればとくに、「どちらが先かな？」という、冗談混じりの会話をしながら毎日を過ごしていたのではないかと思うのです。

それなのに、体が不自由になったり、認知症が進んだりして老人ホームに入った途端に、そこでご家族との関係をプツッと切られる。確かに、大事な人がいなくなることは大きな悲しみに違いない。それを乗り越えるのは大変なことだから、死を伝えないという気持ちは分からなくはない。でもそれは、あの何十年も前に2人が誓い合ったり、「先に逝くよ」「先に逝っててよ」「先に逝かないでよ」といった、2人のどこかにあった覚悟を置き去りにしてしまう気がするのです。

共に一緒に生きてきたのならば、最期まで一緒に過ごそうと思っていたならば、その人の人生に起こる大きな壁を乗り越える力を信じてあげたいですし、一緒に乗り越えようとするのが仲間であり、家族だと思うのです。

夫婦に残された時間

スミエさんを看病していた旦那さんが先に倒れて、意識がなくなり、明日にも逝くかもしれない状態になりました。最初に倒れたときに、ご家族はそれをお母さんには教えたくないと言いました。いろ葉に来る前は怪獣のようだったスミエさんは、いろ葉に来て、みんなが24時間振り回されたけれど、認知症も消えたと思えるくらい、ふつうに話もできるようになった。自分のやりたいこともきちんと言えるようになった。嫌なことにはワーッと叫んでパニックになるけれど、せっかくそこまで回復したのに言わないというのはどうなのか。

それでご家族に、スミエさんは「いま」を生きているから、スミエさんの人生を全うしてもらいたいと思う。旦那さんの最期にも、ちゃんと向き合わせたいという話をしたのですが、ご家族は「母には伝えないでほしい」と言われる。

そこで一計を案じて、「気が付いたら、旦那さんの病院の駐車場にいました」と、ご家族に電話しました。車で40分くらいかかる病院です。「お父さんと会って、もしスミエさんが怪獣みたいになっても、また1からやり直しますから」と訴えたら、「じゃあ、会わせてください」ということになりました。

病室まで連れて行くときに、スミエさんはネームプレートで旦那さんの名前を見つけました。大騒ぎしたらどうしようと思っていたら、なにか不思議なものを見るような目つきでそれを見ていました。旦那さんのベッドサイドに行っても、スミエさんは涙ひとつ流さないのです。

これまでだったら、こういう場面では怪獣のように叫び出すスミエさんが、そうはならず、旦那さんの床頭台をきれいに拭き始めました。昔の、凛としたスミエさんがそこにいました。それを見たときに、スミエさんには覚悟ができているなと思いました。

そのことは、家族もよかったと思ってくれたようで、それからはご家族に遠慮することなく、面会に連れて行けるようになりました。ドライブがてらに立ち寄る、という感じでした。私たちは、スミエさんにとっての「生き方を支える」ということは、旦那さんとの時間をつくることだと思ったからです。

2回目の面会のときだったでしょうか、スミエさんは私に「お店に寄って」と言いました。「なに買うの?」と聞くと、「チョコレート」という答え。スミエさんはチョコレートが大好きだから買ったのだと思ったのですが、いつものスミエさんなら「開けろーっ」と叫んで食べ始めるのに、このときはそうならなかった。

病院に着くと「お父さんにチョコレートを食べさせてあげる」と言いました。スミエさんが、「チョコレートを食べさせたい」と言うので、カーテンを閉めて旦那さんの口を開けてチョコレートを入れました。すると、ペロペロと舐めたのです。12個入りのチョコだったのですが、それを横で見ていたスミエさんは、残りの11個すべて食べさせてしまった。それからは、必ずチョコレートを買ってから病室に行くようになりました。

その話を娘さんにすると、不意に涙を流したのです。娘さんは、「ご飯の前にチョコレートを食べてからご飯を食べる人たちで、変な人たちと思っていたけれど、お母さんの中に、そのときの家族の日常がよみがえったんだね」と言いました。娘さんには、お父さんとお母さんが炬《こ》燵《たつ》に入ってチョコレートを食べ合って、「よし、ご飯にしよう」と声をかけて食べ始める、元気だったころの両親の映像が見えたのでしょう。

そのお話を聞き、そのときのスミエさんは、いまを生きつつ、同時にこれまでの時間を生きている。そのストーリーがつながっているということを感じたし、私たちはそれを邪魔してはいけないと思いました。2人のラブストーリーを、いままさに2人して最終章に向かって綴っている最中なのです。

神様からのプレゼント

私はときどき、神様っているんだなと思うことがあります。こちらが意図したわけではないのに、タイミングがピッタリ合ってしまうという不思議。真面目にコツコツやっていると、神様がタイミングを与えてくれるみたいです。逆に、そのタイミングを失いたくないから、地味にコツコツやっているとも言えるのですが。

ある日、今日はスミエさんを病院に連れて行こうかなと思っていました。いつもは、朝はゆっくりして、それから出かけていたのに、その日に限って朝早くから、病院に行こうと急かすのです。まだ早いけど連れて行こうか、とスタッフが車を走らせました。

病院に行って旦那さんに会い、スミエさんはいろ葉に帰ってきました。スミエさんがベッドに横になった瞬間、病院から電話がかかってきました。娘さんからの電話で「今日、会いにきてくれてよかった。母さんが帰ってから15分後くらいに父が亡くなりました。母さんに会うのを待っていたんですね。最期に父が母に会えてよかった。ありがとう」と。あのとき、病院に行くのを遅らせていたら、死に目に会えなかったのです。

ここで私に降りかかってきたのは、スミエさんに旦那さんの死を伝えるかどうか、ということでした。よく覚えているのは、台所のところでスタッフと、この事実をどうスミエさんに伝えるかをめぐって喧々諤々《けんけんがくがく》の議論をしたことです。私の中でも、スミエさんはショックを受けるだろうな、というためらいが少しはあった。でも、スミエさん自身がいつかその日が来ることを感じていたし、それを受け止められなくとも、旦那さんの死を知らずに生きていくことが、スミエさんが自分の人生を生きたと言えるのだろうか。それは知るべき事実なのだ、と思ったのです。

その話をしている最中に娘さんから電話があり、「母には言わないでほしい」とのことでした。でもそれは違うと思ったので、家族を説得しようということになりました。娘さんは、「私だけの判断では無理なので、きょうだいで相談します」とのこと。そして、きょうだいでの相談の結果、「事実を伝えてください。一日だけ会いに行くことも」という許可をいただいたのです。次に、では誰がスミエさんに話すか、誰が連れて行くかということになりました。すぐに、結論が出ました。その役目を引き受けるのは、付き合いの長い私しかいなかったからです。

お父さん、死んだのか！

スミエさんとの日々が、走馬灯のようにフラッシュバックしてきました。24時間、いつ寝るのというくらい大きな声を出し続け、スミエさん本人も苦しくて苦しくて、身も心も全身が重く、互いに涙し続けた日々のこと。処方されていた薬も飲まさずに、みんな瓶に詰めていたこと。またあの日々に戻るのかなと考えると、恐怖に震えます。

でも、旦那さんとの最期の別れを、しっかり迎えてほしい。考えが頭の中でぐるぐる回るばかりで、決心がつかないまま、旦那さんのことはまだスミエさんに話していない状態で、とりあえず家に向かいました。

するとスミエさんは車の助手席でギャーギャー騒ぎ出しました。私も混乱して、余裕を失いつつありました。峠の途中で車を止めて、「スミエさん、落ち着いて!」となだめるのに、聞こえていない感じで喚《わめ》き続けている。私は、自分を抑える限界に達して「もうスミエさん、お父さんが亡くなったのに!」と言ってしまったのです。でもスミエさんは、聞こえているはずなのに、聞こえないふりをして叫び続けている。

ところが、お家に着くと騒ぎがピタリと止まって「お父さん、死んだのか!」と私に言いました。きっとスミエさんは、分かっていたのです。あの峠を越えて家に向かう時間は、受け入れたくない現実の入り口に立たされ、混乱して叫ぶことしかできなかったのでしょう。太く静かな声で「死んだのか」と言ったスミエさんのひと言がそれを物語っていました。

車椅子をみんなで持ち上げて、スミエさんを家に運び込みました。棺に入った旦那さんは、スミエさんが編んだ帽子をかぶっていました。夕方だったのですが、そこで家族から「お別れできてよかった。いまからお坊さんが来るので、気をつけて帰ってね」と言われました。

このお家で子どもを育て、夫婦でずっと暮らしてきたのです。それも今夜が最後です。ここで引き下がるわけにはいかないと思って、「ふたりの人生は今夜が最後なんです。この一晩、スミエさんを同じ屋根の下で過ごさせたい」と訴えました。「実は、泊まる準備をしてきたんです」と、一晩スミエさんと私が泊まる荷物も持ってきていることを付け加えました。

でも家族は、お通夜の最中に騒がれたらどうしようと、それが心配だと言います。いや、絶対におとなしくさせますから、と根拠のないことを言って説得しました。スミエさんが寝たいと言うので、棺の奥の部屋のベッドで寝てもらいました。

そのころのスミエさんは、「森のくまさん」を歌うと、それにつられて一緒に歌う、歌うと落ち着く、ということがありました。奇妙な光景が生まれていました。向こうの部屋ではお経、こっちの部屋では「♪あるーひぃ…」と歌っている。でも、この日ばかりは歌は効果がなくて、スミエさんは喚《わめ》いているのです。

お通夜に参列した人も、お経と歌のコラボに、奇妙な感じを抱いていたようです。するとお坊さんがお通夜が終わったあと、「奥さまも一緒にお経を唱えてくれていたのですよ。あれはご主人を思っての声なんです」と言ってくださった。そのお坊さんの言葉にどれだけご家族もスミエさんも救われたことでしょう。でも本当にそうだったのです。あの喚きは、大事な人が亡くなったことを嘆き悲しむ、当たり前の姿だったと思います。

スミエさんもだんだん落ち着いてきたので、その夜は私たちも加わって、家族や親戚の人たちと思い出話にふけりました。

喪主の務めを果たす

次の日の朝を迎え、いよいよ出棺となりました。ご家族のみなさんは、「お母さんありがとう、じゃあ、ここでお別れね」と思っていたようですが、なんとスミエさんは、お部屋で喪服を見つけてしまった。家族は帰すつもりだったのに、スミエさんは喪服を着て出てきました。

私が、「告別式の会場まで見させてもらえませんか。そこまで行ってから帰ります」とお願いすると、「お通夜の最中も大変だったから、告別式が始まる前に帰ってよね」とクギを刺されました。

会場では、スライドで写真が流れていました。スミエさんは会場入り口にあった写真を見ているうちに、ワンワン泣き出しました。私は慌ててなだめながら帰るそぶりを見せつつ、会場の後ろに陣取りました。すると、なんとお坊さんの姿を見た途端、ピタリと泣き止んだのです。これなら大丈夫だと思って、車椅子を押して参列者の一番後ろにつきました。スミエさんはずっと静かでした。

すると、私たちを見つけたご家族が、スミエさんを一番前の親族の席に連れて行ってくれました。急きょ、喪主として呼ばれたのです。私はお焼香台を投げたらどうしようと思っていましたが、ちゃんとお焼香もしました。それだけではなく、参列者1人ひとりに頭を下げてあいさつをして、喪主としての務めを果たしたのです。

棺に花を入れる場面では、家族も車椅子を持ち上げてくれて、ご主人の亡骸と最後の対面をさせてもらいました。

いよいよ出棺となったときに、スミエさんが私に「マイクを持って来て」と言いました。こうなったら、もうスミエさんの言う通りにしようと思って、マイクを持ってきて渡しました。するとスミエさんは、「今日はみなさん、お忙しいところを主人のために来て下さり、ありがとうございました」と、お礼の言葉を述べたのです。それを見て私は、もうスミエさんは大丈夫だ、しっかりお別れできたと思いました。

優しいウソは存在しない

告別式が無事に終わり、スミエさんはいろ葉に帰ってきました。そこから、地獄の日々が始まりました。旦那さんが死んだことを受け入れられないのです。「お父さんは、死んだのかあっ！」と、毎日大騒ぎです。

そこで、お父さんの死を受け入れてもらうために、家族に遺影を持って来てもらいました。朝、スミエさんが目覚めたら遺影に手を合わせられるように、そこにお花とお供え物を置きました。でも、この作戦は失敗で、「お父さんは死んでない！」と叫んで、遺影を投げつける。それを繰り返したので、遺影はボロボロになってしまいました。

私の心の中には、スミエさんの人生を全うしてもらいたいという気持ちがずっとありました。でも、こんなに荒れるスミエさんを見ていると、おとなしくしてもらいたい。それなら、いっそのこと死んでないことにしようか、という悪魔の囁きが聞こえてきます。「お父さんは元気だよ」と言ってあげたくなる自分がいるのです。でも、ウソをついたら、そのあとがもっと苦しくなる。スミエさんは死を分かっているのだから、ウソはやめよう。優しいウソというのはないんだ、と思い直しました。

それ以来、いろ葉では、起こった事実についてウソをつくのはやめよう、というルールができました。事実か事実でないかに集中するのではなくて、スミエさんが寂しがっているとか、混乱していることに集中して、その感情にきちんと向き合おうと思ったのです。死んだか死んでいないかということは、スミエさんは深いところで分かっているのです。

そうだとしたら、時間をかけて旦那さんとの思い出を振り返りながら、病院にチョコレートを持って行ったこととか、棺に花を入れて送ったこととか、それを一緒にシェアしていくしかありません。スミエさんが綴ってきたストーリーを何ページも戻したり、折り目をつけたりしながら、何度も何度も一緒にお父さんと過ごされた日々について、お父さんを見送った日々について語り合いました。

介護というのは、自分の中の悪魔との闘いというか、かけ引きなのではないでしょうか。油断するとすぐに悪魔の自分が出てきて、「見なかったことにしよう」とか「聞こえなかったことにしよう」と囁《ささや》いてくる。ほんの一滴のおしっこや便、米粒ひと粒を見つけても、気づかなかったことにしようという誘惑です。

でも、一度でもそうしてしまうと、そのあとズルズルと同じことをしてしまいそうです。そういう自分を許したくないと思って、その誘惑から離れようとします。誰も見ていなくても、もう1人の自分が見ているからです。その繰り返しです。その意味で、介護とは自分との闘いだと思うのです。

薬より効く納骨堂

シノブさんは、生まれた場所で、近くに住んでいた旦那さんと結婚して、お仕事をしながらそこでずっと暮らしてきた人です。お墓参りが日課で、デイの日にお迎えに行って家にいなかったら、納骨堂にいるのです。時には、玄関のところに「墓参りに行ってきます」と書いてあることもある。

そうなると、お墓参りは単なる日課ではなく、彼女の人生の大切な一部です。お墓に行って、亡きお父さん、お母さんに語りかける。認知症が進んで、いろんなことを忘れる中で、それでも忘れることのない確かなものに触れ続けることが、きっとシノブさんを支えていたのだと思います。

どのお年寄りも、物忘れが始まったことも、その症状が進んでいることも自覚しています。私だって、このごろ忘れっぽくなったと思うことがあります。それを意識していると、忘れたくないものに対して、行動を通して覚えていようと試みます。それがシノブさんにとっての墓参りだったのだと思います。シノブさんは具合いが悪いときなど、「父ちゃーん」とか「母ちゃーん」と呼びかけることがよくありました。

シノブさんは、やがて家で暮らせなくなりました。自分の家が分からなくなったのです。すると、自分の中で収まりがつかなくなって、ストレスがどんどんたまっていきます。でも、納

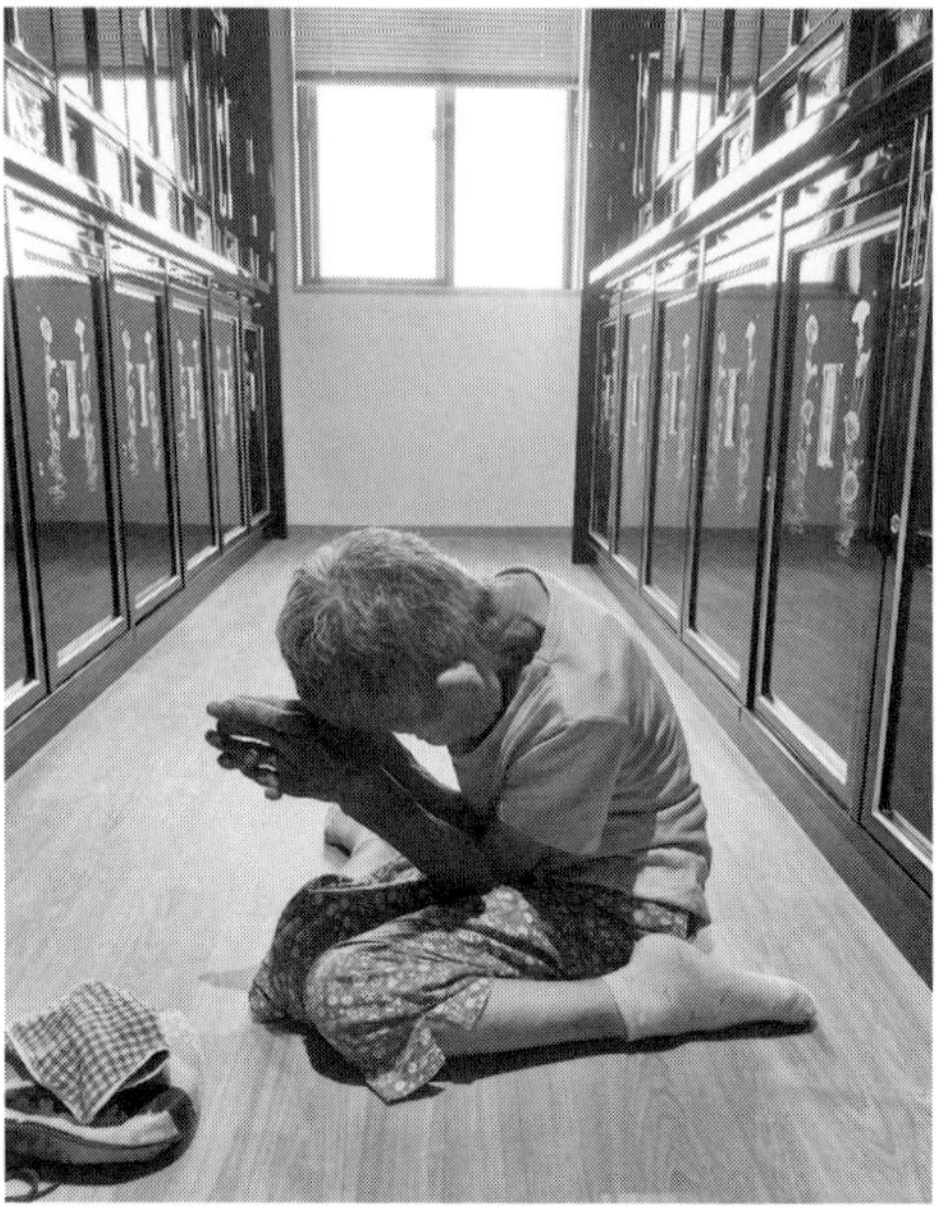

お年寄りにとって納骨堂は安らぎの空間です

骨堂に行けば、いったんスッキリする。便秘のときも、納骨堂に行くとスッキリする。

体の調子が悪くても、自分の大事なものに気持ちが向かっていれば、不快なことをカバーできたりします。なので、シノブさんの場合の支援は、お薬を飲むことより納骨堂でした。納骨堂で近所の人に会うと嬉しくて、何十年ぶりかの再会のように抱きしめ合っていました。

第1章で書いたように、いろ葉は2022年の2月に、コロナのクラスター感染に見舞われました。2週間、限られた空間の中にずっといなければならなかったので、少しずつストレスがたまります。夕方、そのど真ん中にいたシノブさんが落ち着かなくなると、スタッフのひろみちゃんが「どうせ、誰にも会わないから」と言って、よく納骨堂に連れて行ってくれました。コロナに感染したら外に出てはいけないのではなくて、人に会って感染させるのがマズイのです。その理屈が分かれば、大事なことはこれだと選べます。そうやって、自分たちが判断することが大事だと思うのです。

配偶者の死後の変身

ムツさんも、介護していた旦那さんのほうが先に、2年前に亡くなりました。このご夫婦は、88歳の旦那さんが、86歳のムツさんを介護していたのです。お家でムツさんが生活できるように、旦那さんは創意工夫を重ねてきました。家の中も歩きやすいように手すりをつけたり、いい感じだった庭をわざわざコンクリートで固めたりもしました。

旦那さんが畑仕事に行くときは、ムツさんをおんぶして連れて行き、畑に坐らせ、そこで一緒に過ごすのです。旦那さんは88歳だから、介護施設を利用するというようなことは思いつかなかったのでしょう。

この家に訪問に行くと、まずは掃除から始まります。旦那さんには独自のルールがあって、床は汚れてベタベタなのですが、チラシでスリッパみたいなものをつくっていました。それに輪ゴムをはめて、「よかスリッパでしょう」と言って、私たちにも履《は》かせてくれる。

旦那さんはムツさんに、手料理で煮物をつくって食べさせていました。見た目は美味しそうではないけれど、まあお腹を壊さなければいいやと思っていました。まさに典型的な「老老介護」でしたが、幸せそうに暮らしていたのです。

あまりに幸せそうなので、訪問に行く私たちの目に映る「良い状態かどうか」は、どうでもよいと考えることが、必要な支援なのです。2人が幸せに暮らせていれば、あとのことはある意味、どうでもよかったのです。

でも、その旦那さんが先に亡くなってしまった。ムツさん1人ではお家で暮らせないので、いまはいろ葉の住宅型有料老人ホームに入居しています。

そのためお家は空き家になりました。息子さんが「いろ葉が使っていいよ」と言ってくれたので遠慮なく使わせてもらっています。ときどきムツさんを連れて行ったりもしますが、旦那さんが大事にしていた畑なので、私たちも大事に使わせてもらっているのです。

ムツさんは、旦那さんが亡くなったことをすっかり忘れています。家に連れて行って旦那さんの写真を見せたりもしますが、思い出しているのかどうかは怪しい。

旦那さんが亡くなってからはすこぶる元気で、おしゃれもするようになりました。旦那さんに先立たれて元気になる典型的なパターンというか、「こんな感じになるんだ！」というモデルみたいな人です。

ときどき、自分の好みの男性スタッフに「お父さん」と呼びかけています。ぽっちゃりしている男性には目もくれず、イケメンのスタッフを「お父さん」と呼んでいる。そのスタッフが他のおばあさんの食事介助をしていると、目で制止するのです。

旦那さんの名前を忘れる方は多いのですが、ムツさんは旦那さんの名前はまだ忘れていません。「いま、東京にいるよ」「遠いところに行ったみたいね」と、まるで単身赴任のような感じでおっしゃいます。旦那さんが自由に暮らしていると思っているムツさんは、ご自身も負けずに日々を楽しんでおられます。

今年の2月、私たちと札幌雪まつりに行き、初めての銀世界を楽しみました。ムツさんは、第2の人生を謳歌している真っ最中です。

自由のなかった施設暮らし

初対面のときに「ウエシンくんと呼んで」と言われたので、ずっとそう呼んでいる82歳の男性利用者です。ウエシンくんは、ずっと障害者施設で暮らしていました。その施設の狭い部屋で、それこそがんじがらめのルールの中で暮らしていたのです。自分のお金で好きなものを買うことさえできなかった。許されるのは週末に、自動販売機でジュースを2本を買うことだけです。厳しい環境の中で、それだけが唯一の自由だった。しかも、自販機に自分でお金を入れることも許されず、スタッフにお金を渡して買ってもらう。

そういう人が年をとって、介護施設に入居したらどうかという話が持ち上がり、いろ葉と縁があって入居したのです。

入居してみたら、お金をたくさん持っていました。結婚もしていないし、家族もいない。私は、この人のキャラを全開できる暮らしがなかったこと、その前に、この人が自分自身を表現することがこれまでなかったことに驚きました。この人に選択する人生がなかったのなら、それをサポートするのが私たちの仕事なのではないのか。

お菓子を買いに行って好きなものを選んでもらう。洋服も与えられたものではなくて、自分に似合うかっこいいものを着てほしい。

ウエシンくんが、いろ葉のTシャツを見て「ぼくも着たい」と言うので、好きな色を選んでもらって着ています。それ以来、いつもいろ葉のTシャツなので、ウエシンくんとお出かけすると、スタッフの1人に見られます。旅行先でも気に入った服を見ると、「これを着たい！」「あの人みたいなのを着たい！」と、誰よりもオシャレです。

入居したときに、「何かしてみたいことはある？」と聞くと、「旅行に行きたい」と言いました。以前の施設でも、唯一の楽しみは旅行だったとのこと。「いつ旅行に行ったの？」と聞くと、もう覚えていなかった。私は、これからの人生はウエシンくん次第でどうにでもなるんだよ、と伝えました。

憧れのプロ野球観戦

それなら旅行に行こうということになって、いろ葉に来てまだ1週間も経たないのに、新幹線で福岡に旅行することになりました。

以前の施設では、小さなテレビしか見られなかったようなので、大型テレビを購入しました。そのときに、野球が好きだということが分かった。「野球をテレビでも観るの？」と聞くと、ジャイアンツのファンだと言います。福岡はソフトバンクなので、ジャイアンツ戦はめったにない。でも、ネットで調べたらたまたまジャイアンツの試合があったのです。

こうなったら渡りに船と、1泊で福岡に行って、ジャイアンツ戦を観戦しました。ユニフォームも帽子も買って、それを身に着けての観戦でした。

それをきっかけに、ウエシンくんは旅行が大好きになりました。ウエシンくんにとって旅行とは、キャリーバッグを転がして行くものなのです。キャリーバッグを持たない旅行では物足りないと思っている。駅や空港で大きなキャリーバッグを持っている人を見て、自分も大きいのが欲しいと言い出したので、それを購入しました。

コロナが始まった年の3月には、ウエシンくんとフランスに行く予定でした。大きなキャリーバッグを持って行けるのは地図の端っこだというので、フランスになった。それも、地図を買ってきて「ウエシンくん、どこがいい？」と聞くと「端っこ」と言って指差したのがたまたまフランスだったのです。

こうなったら、ウエシンくんの人生に乗ろうと思って、私も行くことにしました。さすがに、フランスに私1人の付添いでは心細いので、もうひとりスタッフのヨウイチを連れて行くことにしました。ヨウイチは初めての海外、初めてのパスポート取得です。

出発まであと3日と迫ったとき、コロナ禍の影響で待機期間などの条件がクルクル変わり、その挙げ句、断念せざるを得なくなりました。それも、出発予定日が1日遅ければ全額戻ってきたのに、1日ずれただけで全額返ってこなかったのです。キュンセル料だけで20万円くらい取られてしまった。

フランスに行けなくなり、さてどうしようと、大きなキャリーバッグを持って行けるところを国内で探しました。そしてこのコロナ禍の2年間、大きなキャリーバッグを持っていろいろ国内旅行をしました。今年の2月は霧島に行き、芸能人しか泊まれないような豪華なホテルに泊まったりもしました。

ディズニーランドにも行ったのですが、行く前にミッキーマウスの話をしました。現地に着くと「ネズミはどこにいるの？」と聞くのです。ウエシンくんは話を聞いて、小さなネズミがウロチョロしている夢の国だと思ったみたいです。まわりのお客さんがかぶっているぬいぐるみやコスチュームを見て、「ウエシンくんもあれをかぶりたい」とか、「あれを着たい」と言い出しました。それで、お揃いの服を買って、記念撮影をしました。高齢者でも乗れるアトラクションはほとんど乗り、いちばん楽しんだのはウエシンくんでした。

さすがにウエシンくんも疲れるだろうと、すぐに休めるように近くのホテルを取っていたのですが、朝から夜のパレードまで、疲れ知らずで1日中、ディズニーランドを満喫しました。

生き方を支えるというテーマで、何人かの人に登場してもらい、具体的なケースに即して考えてきました。しかし、「生き方」はその人の過去にあるだけでなく、未来にもあるのです。年をとってもまだ、これから先の楽しみが残っています。過去だけでなく未来もあるということは、その人次第で未来はどうにでもなるということです。そのことを、私はこのウエシンくんから学びました。

こうなりたいと思う自分の人生は、何歳からでも実現できるという勇気を、私はウエシンくんからもらっています。

コロナ禍の「祭り」と「運動会」

南九州市には、江戸時代から続く「二日市」というお祭りがあります。それがコロナで2年、中止になっていました。この街で育ったお年寄りたちは、2月2日にはこの祭りに行くことをすごく楽しみにしていました。1年でいちばん寒い時期なのに、みんなプルプル震えながらも、この祭りに喜んで参加していたのです。

その祭りがコロナで開催できなくなった。でも、98歳や100歳のおばあちゃんにとっては、今年が祭りを見られる最後かもしれない。仕方ないとあきらめるのは、もったいないと思いました。

おばあちゃんたちは、「あのとき、たこ焼きとかタイ焼きをみんなで食べたね」とか、「私はいつも飴を買っていたよ」とか、冬になると、祭りの話題でもちきりでした。おばあちゃんたちは楽しみが少なかったから、二日市の話題で1カ月もつのです。１００年以上も続く二日市の思い出は、川辺の景色と共に、老若男女数々のエピソードを語れるのです。それが奪われるというのはなんだか切ない。

本来なら、2キロ近くずらっと出店が並ぶのですが、20～30ｍのミニミニ二日市をみんなで開催しました。子どもたちも手伝ってくれて、たこ焼きやタイ焼きや、出店もさまざまでした。二日市の風に吹かれながら、「二日市の頃が、いちばん寒いよね」と、何十年も語り継がれる言葉を聞くことができました。

コロナ禍の3年間でも、あえて運動会も開催しました。プログラムもその日にできたようなアバウトな運動会ですが、マニアのファンもいます。県外からも、「いつですか？」と問い合わせが来るくらいの人気イベントになっていました。お年寄りたちも、すごく楽しみにしています。それを中止する理由が見つからなくて、開催に踏み切りました。

その結果、コロナ禍のほうが参加者が多いという逆転現象が生まれました。みなさん、騒いで発散したかったのでしょう。今年も運動会に、200人くらい集まりました。おいしい空気を吸って、暖かい陽に当たって、みんなで一緒にご飯を食べる。これが運動会の醍醐味です。私が運動会で好きなシーンは、子どもの頃はお母さんにお弁当をつくってもらって、家族総出で一緒に食べていたのが、いまは逆転していることです。ご飯を食べながら、息子さんがお母さんに食事介助をしています。その姿を見ると、役割が代わりながら、いのちがリレーされていると感じます。育ててもらった人が、今度は育ててくれた人にお返しをしている。その姿はいいなあと思うのです。

つまり、こちらがお年寄りの歴史と関係ないところで勝手に運動会を企画するのではなく、お年寄りたちのストーリーの中にこちらが入っていく。運動会に綱引きと、お弁当と、リレーと玉入れがあれば、記憶は幾重にも交錯しながら新しい思い出も付け加えられて、それぞれのページに綴られるのです。

これもお年寄りたちのエネルギーを充電できるという意味で、介護の大事な仕事のひとつなのではないか。「生き方を支える」とはこういうことなのではないか、とつくづく思います。

コロナ禍の「豆まき」

節分の豆まきも、恒例のイベントになっています。毎年、鬼が増えているのが不思議なところです。これも、いろ葉のスタッフにとっては勤務中の仕事です。節分の日は、スタッフが鬼になって、各事業所を回ったり、1人暮らしのお家に豆まきに訪問したりします。

1人暮らしのおばあさんがいて、ふだんは家を訪ねて来る人もなく、寂しい暮らしをしています。しかし節分ともなれば、スタッフは朝から本格的にメイクして出かけて行きます。当然、家に入った途端に「ワッ！」と驚かれるのを期待して行きます。

ところが、毎年のことなのでもう慣れっこになっていて、驚かれもせず「ああ、来てくれた？お茶呑むかい？」という感じです。スタッフは拍子抜けしています。ふつうの会話になってしまうので、「オレ、鬼！　鬼だよ」と、せっかくのメイクを見てもらおうと必死です。

こちらの期待通りにならない。私はそこがいいところだと思っているし、それが私たちを成長させてくれるのです。期待通りにならないから面白い。期待通りにならないことが続くと、自分のなかのキャパが広くなって、生き方が楽になります。期待通りにしようと思うと、なんでそうならないんだろうと悩むことになるけれど、期待通りにならないことを前提にすると、ハプニングを味わうことができ、日々が楽しくなります。イベントには、そうやって私たちの心の隙間を広げてくれる力があります。

ミツエさんは、いつも家の鍵をしっかり締めている人です。でも毎年、節分には鬼が来ることが分かっているので、今年は玄関の鍵が開いていました。別に、行くよとは言っていないのにです。

鍵が開いているだけではなくて、自分で紙を折って箱をつくってそこに豆を入れ、来たらすぐに投げられる準備をしています。ふつうは鬼が豆を投げられるのですが、いろ葉ではスタッフが豆を持って行くのです。お互いが豆を投げ合うので部屋は豆だらけになるけれど、そのためにホウキも準備してあります。豆まきがひと段落すると、みんなでご先祖さまに手を合わせます。

その突撃訪問が、毎年の日課になっています。90歳を過ぎて1人暮らしですが、このおばあちゃんの中には、節分の豆まきが1年の暮らしの中にしっかり組み込まれています。私たちとしては、今年も待っていると思うと、行かずにはいられない。

スタッフは、この日の勤務は1日中、鬼になります。スタッフも慣れてきて、メイクの順番などを伝承しています。もうハロウィン用の上品なお化粧では間に合わなくて、絵の具を塗っています。

去年は新たに「福の神」も登場して、一緒に行動しました。「鬼は外！」と言って鬼を追い出すと、そこに福の神が両手を胸の前に合わせて登場する趣向です。今年は、ギャル鬼がいたり、よく分からないキャラがいたりで、もう何が何だかごちゃこちゃと混じり合って、訳の分からない節分でした。こうして、私たちも毎年、バージョンアップしているのです。

いろ葉ではイベントや季節の行事も、お年寄りの生活の中に入り込んで、その方の歴史の中にあるものないものも散りばめて、ていねいに「イキカタ」を紡ぐケアをしていきたいと考えています。

あいまいな誕生日の記憶

誕生日も、たとえば5月生まれの人の誕生会を一斉にやるとかではなく、その人のためだけの誕生日会にしています。時にはサプライズで、ケーキを持ってお家に突撃訪問もします。「1年、元気でいてくれてありがとう」という気持ちを込めてです。

よくある失敗は、「今年は米寿なの」とか言う人がいますが、それを信じてしまって、結果的に何回も米寿の祝いをした人がいます。その人の言うことをうっかり信じ込んで、大きな看板をつくったり、飾りつけまでして準備をしました。そこで、ふと記録を見ると、87歳でした。

「じゃあ、来年こそちゃんと本番をしないとね」と言って、みんなで大笑い。祝われることは誰にとっても嬉しいことなので、誕生日会を盛大に盛り上げています。

傑作だったのは、「米寿だ」と言われたので、カウンターのあるお寿司屋さんに連れて行きました。行ったあとで、87歳だと分かったのです。ご本人の言うことを真に受けてはいけない、ということを多額の出費を通して学びました。去年の本物の米寿のお祝いでは、逆にご家族と一緒に焼肉をご馳走していただきました。

いろんなお祝いのカタチがある。そっとしておいてほしい人もいるし、盛大にしてほしい人もいる。どんなカタチであれ、来年も祝うことができたら嬉しいし、今年が最後のお祝いかもしれないとも思っています。

さまざまなお祝いを通して、私たちスタッフのストーリーにも、一緒に祝った日のことや、一緒に焼肉を食べた日のことや、誕生日を忘れてしまった日のことなどが刻まれていきます。「生き方」を支える介護は、私たちの「生き方」とも重なり合いながら紡がれていく小説のようです。小説の登場人物が、「見知らぬ通行人Aさん」から、「いつも迎えに来ていたいろ葉の人」になり、「一緒に泣いた聡子さん」に変わっていく。名前やカタチが変化しながら、その人の人生の最後の章に、もしかしたら登場するかもしれないし、しないかもしれない。

小さな黒い点でもいいから、句読点のように、その人の真っ白な布のような新しいページに登場してみたい。共に生きた証しとして、黒いシミのように。

第4章

「活き方」を支える——3つのイキカタ②

「ちょうどいい塩梅」を見つける

これまでは、1人ひとりが綴ってきた人生のストーリーを私たちが支える、子どものころ楽しかった行事とか、忘れられない出会いとか、結婚や出産とか、これからの生き方まで含めて、その人の深いところにあるストーリーを尊重しながらしっかり支える、というのが介護の大事な仕事だと言いました。ここをしっかり見ていこうということです。

お年寄りがいきなりワーッと叫び出したり、意味不明な動作をしたりということに遭遇しても、それはその人のライフヒストリーと、どこかでつながっているかも知れない。そこにアプローチして、みんなで分かり合えるようにしています。

では、2つ目の「活き方」を支えるとはどういうことか。たとえば、1人ひとりお風呂の入り方を見ても、みんな違います。私たちから見て、危なっかしいと見える入り方でも、その人にとっては長い習慣の上に、その入り方が身についている。また、このおばあちゃんは右片マヒだから、こういう歩き方がふつうなのに、お家の動線を考えるとこういう歩き方が身についたのかなと考える。

歩けなくなると、みんなふつうの車椅子に坐らせたりします。でも、それは誰にとってよいことなのか。実は、介助する人にとって楽だったり、便利だったりするだけかも知れない。

ある人の場合は、歩けないけど直に坐っているほうが精神的に安定するので、そういう人にとっては座椅子がいいということもあります。坂の上のお家のお年寄りは、座椅子の人が多くて、いつも座椅子の奪い合いをしています。

また、体が動かせなくなるとすぐにベッドということになるけれど、でもこれまでの生活の中にベッドがなかった人にとっては、ベッドに寝るというのは宙に浮いたように感じて、不安があったりします。ベッドだと寝つけないこともあって、それが不穏な行動につながったりします。

そういう場合は、布団に寝てもらいます。布団を枕にしたり、寝相が悪かったりしますが、それで安眠できればそのほうがいい。つまり、私たちの都合で布団がいいかベッドがいいかを決めるのではなくて、その人が夜、気持ちよく眠れるのはどちらなのかというところを見て決めています。

一晩一晩に付き合うスタッフが状況に合わせるので、夜はベッドに寝ていたのに、朝になったら同じ部屋の畳に布団を敷いて寝ていることもあります。翌日に出勤してきたスタッフは昨夜の状況を、夜付き添ってくれたスタッフから新しい情報として聞きます。「ベッドで休む」という一択から、「布団で寝ることもある」という選択へと幅が広がります。このように、その人の幅が広がることがこの仕事の面白さのひとつです。

たとえば、必要なのか分からないエプロンをつけさせられている方を、介護施設や病院でよく見かけます。そうではなく、そこには日々のお年寄りの状況に合わせた選択があり、その選択のお手伝いをするのが介護だということを忘れないでほしいと思う。人生は選択の連続のはずですから。

1人ひとりにとって、食べること、排泄すること、寝ること、それら生活のすべてに、ちょうどいいシカタや塩梅《あんばい》のものがある。臨機応変に自分で判断し、その「ちょうどいい」を見つけてサポートするのが、私たちの仕事です。

畳部屋に車椅子は似合わない

たとえば、あるおばあちゃんが歩けなくなって車椅子が必要になったとします。どの家族も、車椅子のお母さんを介護するのは初めてです。初めての経験なので、歩けなくなったら車椅子での生活になるのは仕方がない、車椅子だと家で暮らせないから施設を探さないと、となってしまいます。

でも、考えてみればただ歩けないだけなんです。歩けなくなったら、家の中でなにが困るのか。トイレに行くときに困る、付ききりでいられないから困る、とみなさんおっしゃいます。歩けなくなるとたくさんのことができなくなるというイメージですが、二本足で移動ができなくなっただけです。移動の手段を何に変えていくかです。どんな車椅子や福祉用具が必要なのか、住宅改修をする必要はあるのか。

まず私たちがその方の体の動きを見てイメージするのは、ゴソゴソしながら移動できそうかどうかです。だいたい病院や施設では、椅子に坐った状態での面会ですので、自宅に帰ったときにまず、椅子から一度、床に坐ってもらい、そのときの足の可動域を見て判断します。ゴソゴソができそうだと判断したら、いろ葉では「ゴソゴソ這《は》う」練習をしてもらいます。

退院直後は、1日24時間、どのような動作をするのか、体の可動域や癖はどうなのかを見るために、2～3日いろ葉に泊まっていただくことが多いです。そうすることで、必要なものを見極めることができるし、自宅で何が必要なのかも見えてきます。

そうすると、ほとんどの方の車椅子は、部屋の中では必要なくなります。何より、日本の高齢者の家のほとんどには、「畳」という素晴らしい環境が整っているのです。畳の上なら、どのように横になってもいいし、どこに坐ってもいいので、自由自在です。

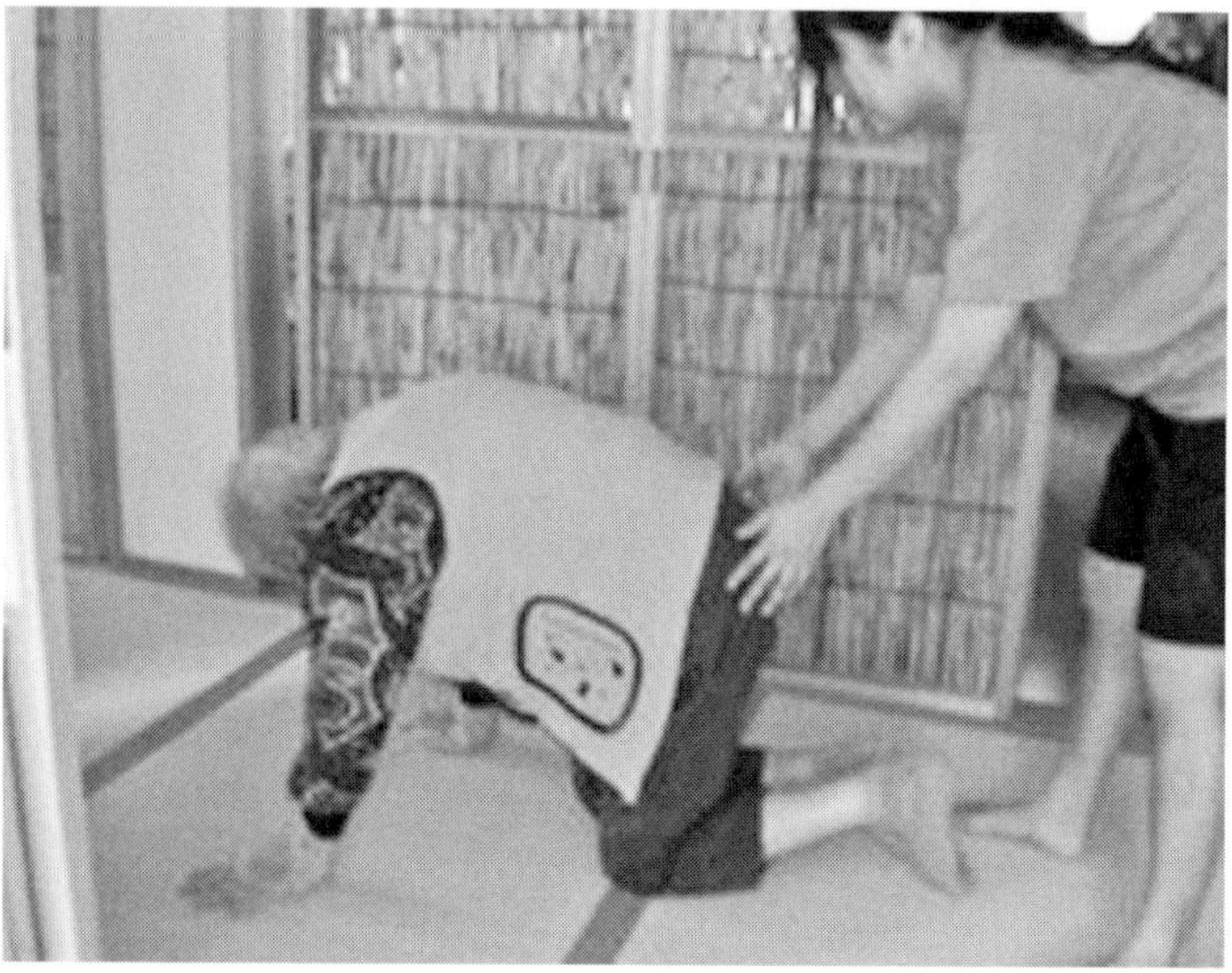

車椅子を使わずゴソゴソの練習中

そこで過ごす時間はリハビリそのものになります。ゴソゴソで移動して、寝たいときには布団まで這って移動して寝ていただく。

ご飯を食べたいときは、ゴソゴソで食事場所まで移動する。そうやって、生活を低い位置に変えることで、お家で暮らせるようになります。何より転倒の心配がなくなります。なので、私たちは「ゴソゴソのお馬さんになる」練習から始めるのです。これは、赤ちゃんのときにしていた動作ですから、体の深いところに記憶されているので、すぐに上手になっていきます。

昼間は、好きなところでゴロンとする。

その人にとって居心地のいい場所があるので、それはご本人が見つけてくれます。スタッフがそのことを特に問題視しなければ、何の問題もありません。介護する側が勝手に、「床は寝るところではない。この部屋のここにいてほしい」と決めているだけなのです。

安心できる睡眠環境

いまの高齢者は1人部屋を持ったことがない人が多く、1人部屋に寝かされると不安になって、部屋から呼び声が聞こえてきます。「どうしましたか？」とお部屋に行くと、とくに用事はないのです。そこで、少し戸を開けておくと、人の気配を感じて安心します。

少し開いている、少し光が入る、少し人の気配を感じることが、安心をもたらします。この「少し」は、1㎝だったり、3㎝だったり、30㎝だったり、人によって違います。いろ葉では、その絶妙な安心感に合わせられるように、居室はすべて引き戸にしています。

ヒデさんは淋しいのか、夜遅くまでリビングのソファにいました。ソファでウトウトしているのでお部屋に案内するのですが、またすぐ出てきます。出てくるたびに、寝ぼけて転倒しないか心配になりますが、出てきてもすぐ部屋に帰っていました。そのヒデさんの様子を見て、リビン

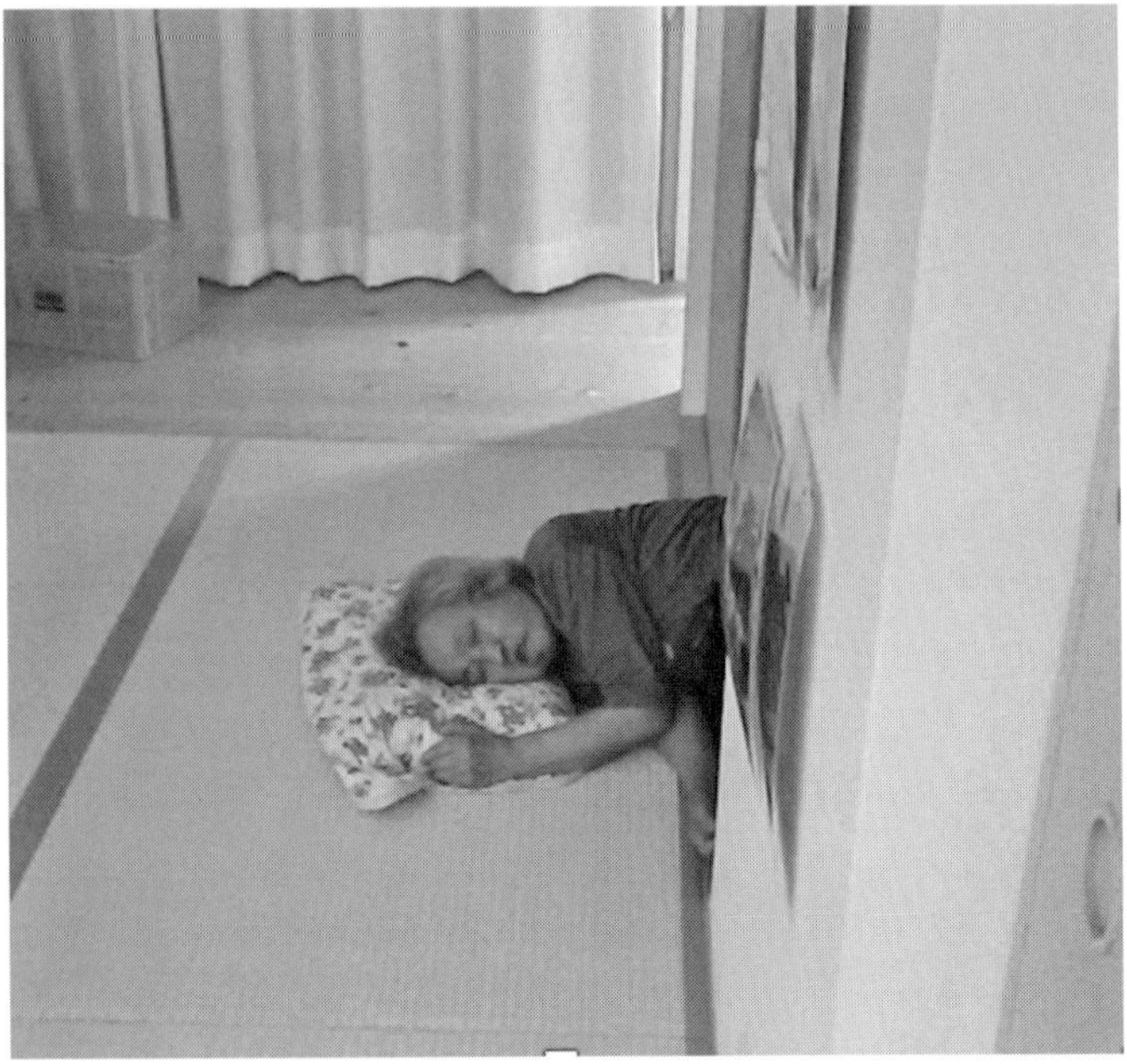

いちばん落ち着くのはこの位置だった

グと隣接している部屋も必要だなと思い、ひらやまのお家では、リビングと隣接した個室をつくりました。ヒデさんに適した部屋は、そのお部屋になります。

ひらやまのお家を利用するようになってもヒデさんは、夜遅くまでリビングのソファにいました。やがて本人が「寝よう！」と覚悟を決めたらしく、10㎝だけ戸を開けて部屋で休みました。しかし、しばらくするとまたゴソゴソ枕を持って出てきました。

そうしているうちに、見ると

ヒデさんは、体の半分が部屋にあって、体の半分をリビングに出して寝ていました。「どっちかにしてよ」と思うけれど、そこがちょうど安心して眠れる場所なんですね。つまり、寝るのは部屋の中とか、ベッドの中とか、そういう固定観念を一度、捨てることです。その人が安心できる場所、その人にとってちょうどよいシカタを見つけてあげればいいのです。

もっと言えば、季節によっても、その日によっても、本人にとっての程よいところがあるし、今日はゴソゴソがいいとか、今日は座椅子がいいという場合もあります。介助も、1人介助がいいときと、2人介助がいいときとがあるのと同じで、その時々にスタッフが阿吽《あうん》の呼吸で対応していきます。

いろ葉の歩行介助は斬新というか、教科書に載っていない方法で介助しています。たとえば、寝たきりの方でも歩けると思って、自信満々な雰囲気を醸《かも》し出している方もいます。それをわざわざ「歩けないんですね」と言う必要はなくて、私たちがマリオネットのように後ろから気づかれないように支えて歩きます。

すると、本人は歩いているつもりなので、足を交互に出してくれます。本人的には歩いているつもりで、私たちが支えているなんて思っていないようです。少しずれた部位を支えると「触るな！」と言って手をはねのけられる。でも、この手を外したら転んでしまうのです。とはいえ、本人は歩けるつもりでも、ときどき足がブランとなることもあるので、そのときは周りにいるスタッフが足を持ってだっこして連れて歩いたりします。その瞬間、その瞬間で、介助の仕方が変わります。

いろ葉工務店の活動

道子さんは、小児マヒで生まれたときから手足が不自由でした。私たちから見たら動きが不自由そうに見えるけれど、道子さんにとっては、歳を重ねただけでふつうの老いなんです。私たちから見て不安定に見える歩き方も、70年以上変わらない歩き方です、道子さん自身は不自由だと思っていないので、体をグラグラさせて歩くのはふつうのことなのです。

それを危ないと思っている私たちが気をつけないといけないことは、道子さんが重ねてきた老いに目を向けること、道子さんの老いの中で新たに必要となるサポートを見極めることです。私たちから見ると、不自由な身体で気丈に生きる道子さんはかっこいいです。

それでも、足腰が弱くなっていき、流し台に立って米を研ぐのが困難になり、食器を洗っていると後ろにひっくり返ったり、怪我をすることが増えてきました。なるべく人に頼らず自分でできることをしたい道子さんにとっては、つらいことです。

道子さんの自宅での生活について話し合いました。転倒しないように、米研ぎや食器洗いを私たちが代わりにするのか。いつかそういう日も来るでしょうが、でもまだできることがあるはずです。

そこで閃いたのが、流し台を半分に切って低くしたらどうかということです。膝立ちで使える流し台になれば、まだ道子さんが自分で作業ができる。すぐに「いろ葉工務店」が動いてくれました。

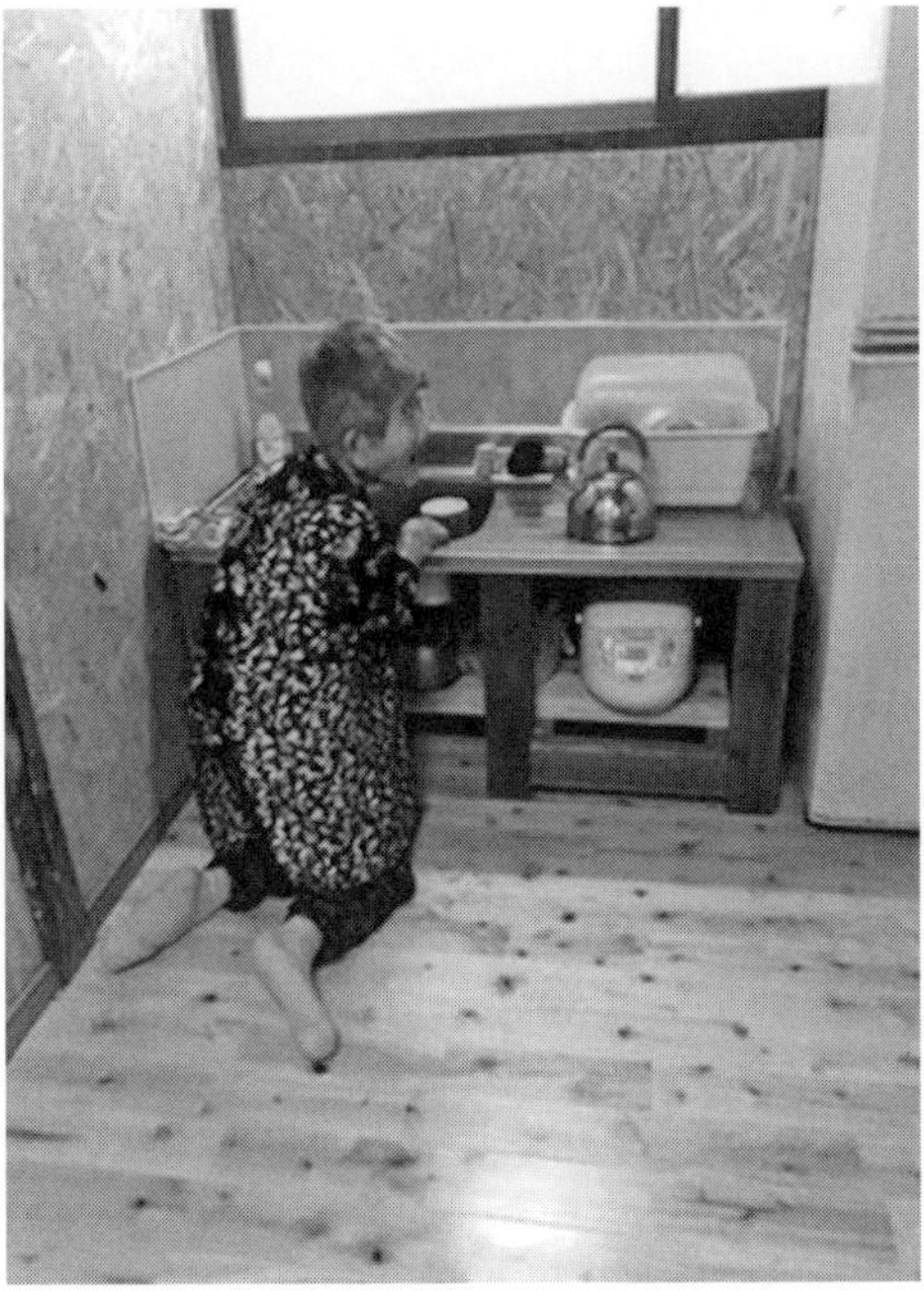

道子さんの体の状態に合わせた台所

道子さんも予想もしていなかった台所に変わり、とても喜んでくれました。このエピソードは、森田先生の著書『うらやましい孤独死』の中でも紹介されています。

道子さんがこの家で暮らす

ために、私たちにできることは何でもしたいです。なぜなら、不自由そうに見える暮らしの中に、道子さんの生き様《ざま》と覚悟がギュウギュウに詰まっているのを、道子さんの「生き方」から知ることができるからです。その「生き方」を支えるために、道子さんの「活き方」を一緒に、心身の変化に合わせて紡いでいきます。

家族からの不審な眼差し

トキエさんは、食事が摂れなくなり車椅子からずり落ちるとのことで、身体拘束されていた人でした。どこかに入院させなければということで病院にいたのですが、その病院の先生がいろ葉をサポートしてくれる先生だったので、まずはいろ葉に1週間でも預けてみたらどうか、と助言してくれたのです。

先生から電話があり、そのトキエさんを看てくれないかと言われました。まだオープンしたてで、利用者が2人しかいなかったから、「では行きます」と言って病院に行きました。6月くらいだったので外は炎天下、ビーチサンダルに短パンにTシャツ姿の私が、会社の代表として病院に向かったのです。

「先生、どうしたの？」と聞くと、「このおばあちゃん、ご飯が食べられないんだよね。いろ葉で看てもらえない?」と言うので、「いいですよ」と答えたら、家族が私を見て渋い顔をしている。病院でも、ショートステイでの療養も難しいという人を、こんな若くて見た目も品のない娘が看られるはずがないとでも感じているのか、30分くらいブツブツ言っていました。

空気が違うなと感じて、「先生、帰ります」と言うと、先生は家族に、「行くところがないんだから、だまされたと思って一度、預けてみなさい」と言ってくれました。家族は「じゃあ、1週間だけ預けてみるので、その間にどうするか考えます」という感じでした。

そこで、そのまま私の車に乗せていろ葉に連れて来ました。スタッフのひろみちゃんたちと、ご飯を食べないトキエさんに対してどうするか相談しました。好きなものは羊羹《ようかん》だということは聞いていました。歩けないのだけれど、2人で介助すると歩けるような感じもあるから、とりあえず車椅子を降りてソファに坐ってもらおう。でも、車椅子を降りると、トキエさんの上半身はグラグラしている。ご飯を食べないと1週間で死んでしまうという状態なのに、何を口に運んでも「ペッ、ペッ」と吐き出してしまい受け付けません。

ともかく椅子に坐ってもらって、羊羹を薄く切って、お茶を飲んだりしているうちに、その薄い羊羹を自分でペロリと食べました。それからは「羊羹大作戦」1点張りです。

そのころは私たちも経験不足で、羊羹は食べられるんだから羊羹だけでも食べてもらおうと、それればかり提供していました。羊羹をいろんな大きさにしてみたり、坐る場所を変えたり、椅子の高さを変えてみたりと、あれこれ試みました。数日すると、薄く切った羊羹をご自分で食べてくれるようになりました。

そこから少しずつ食欲が出てきて、1週間経ったときには、ふつうに椅子に坐って羊羹を食べることが当たり前のシーンになりました。

ご家族は1週間、一度もいろ葉に顔を出しませんでした。あとで聞くと、「おばあちゃんに申し訳なくて、つらくて見に行けなかった」のだそうです。ちゃんと看てもらっていると思っていなかったのです。

1週間が経過して、そのまま入院させようと思っていろ葉に来て、玄関を入ったら、トキエさんはリビングでお茶を飲んでいました。そのトキエさんを見て、ご家族が「だまされた！」と言いました。もちろん、いい意味でだまされたということです。オープンして2カ月くらいの施設です。しかも、いちばん年上が私で、他のスタッフはみんな私より年下でした。

当時は、まだ小さなデイサービスは鹿児島市内にはなかったので、民家を使って介護を受けるなんて想像できなかったのも無理はなく、うちのおばあちゃんは世の中から見捨てられたと思っていたようです。それ以降、「もうここしかない」から、「ぜひここで看てもらいたい」にご家族の気持ちが切り替わり、「いろ葉の信者」になってくださいました。

トキエさんは、いろ葉に来たときは上半身がグラグラしている状態でしたが、私たちは薬を使っていないのに、数カ月すると揺れはピタリと止まったし、ふつうにしゃべれるようになりました。

要介護度が5から3まで下がって、最終的には姪っこさんの家に、週3日くらいは帰れるようになりました。いろ葉にきたときはオムツでしたが、それがリハビリパンツに替わり、さらにふつうの布パンツとパットに替わりました。

説明のできる介護とは

トキエさんはいつも同じ場所に坐っていました。それなら、トキエさん用に立ち上がりの手すりをつけようと相談し、トキエさんのためだけに手すりをつけました。その手すりを使って立てるようになると、立とうとするのはトイレに行くサインだなと分かるので、トイレに連れて行く。それを繰り返しているうちに、いつの間にかパットも要らなくなりました。

もうふつうのパンツで大丈夫なので、散歩がてら近くの衣料品のお店にパンツを買いに行きました。年配の方用の肌着コーナーに連れて行き、トキエさんにデカパンを指差して「どれがいい？」と聞くと、「違う、違う」と首を横に振りました。それではということで、若い人向けのパンツコーナーに連れて行くと、「これ、これ」と指を差しました。薄い水玉と花柄と紫の、3枚入りのパンティでした。

買ったはいいものの、ほんとうにこれを履《は》けるのかなと心配でした。でも帰って早速、そのパンティを履きました。そのパンティ姿がすごかった！

トキエさんはもともと凛とした人で、男性の介助も嫌がる人だったのに、ワンピースを着ていたときです。若い男性スタッフが通りかかると手招きして、ワンピースの裾をめっくてパンティを見せていました。

これくらい元気になれば、もう怖いものなしです。それからは、居酒屋にもスタッフが連れて行くようになったのですが、ある日、盛り上がり過ぎて、帰ってきたときに転んで肋骨を折ってしまった。やばい！と思って家族に電話したら、「居酒屋に連れて行ってもらったの、ありがとう。骨の1本や2本、どうってことないです」と言われました。それくらい、家族とも信頼関係ができていきました。

最初は、不審がられたところからトキエさんとの関わりが始まったわけですが、トキエさんが亡くなったときはご家族が、香典返しとしていろ葉の本を50冊買ってくださって、参会者全員に配ってくださいました。

私たちは、トキエさんに特別なことをしたわけではありません。ただ、トキエさんの立ち上がり方、トイレの仕方、履き心地がいいもの、それに合わせただけです。それを、ただただやり続けただけなのです。

信頼関係は、言葉で説明することではなくて、目の前にいるお年寄りに寄り添って、必要な援助を1つひとつやっていくことから生まれます。逆に言えば、説明のできる介護をすることでしか、私たち自身も守れない。そのことをトキエさんのケースを通してしっかり学びました。

いろいろうまくいかないことも、責められることもたくさんあります。でも、そういうときにもちゃんと説明できる介護を誠実にやり続けることで、信頼関係を築きつつそれを乗り越えてきたし、これからもそのような実践を積み重ねていきたいと思う。

では、どうやって誠実にやるかと言えば、それぞれの「活き方」を1つひとつ、ていねいにつくり上げていくことしかないのです。

こんなこともあります。サヤさんは在宅1人暮らしですが、冬になると寒いだろうと、床下

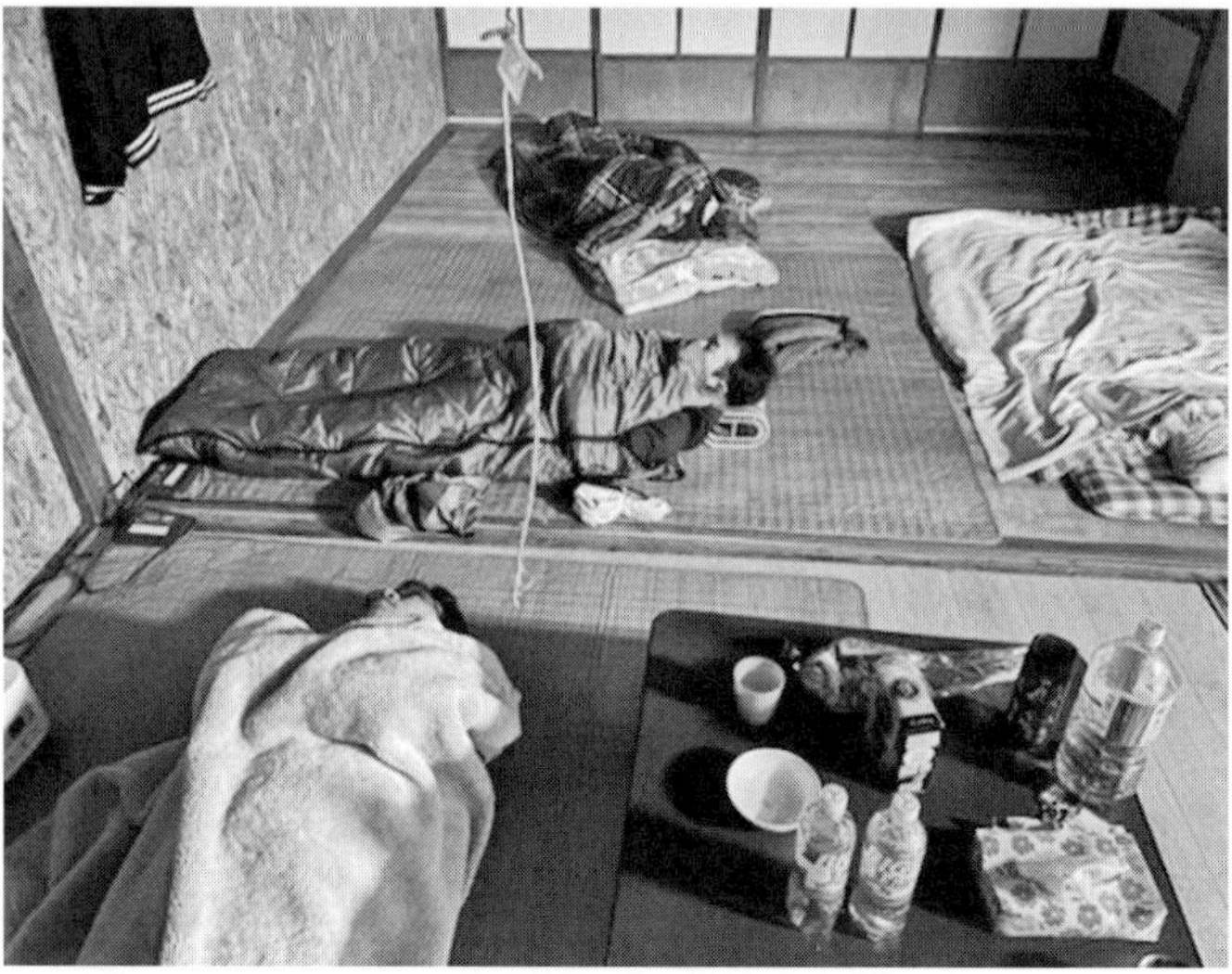

お泊まりして寒い場所を確認

に断熱材を敷きに行きました。こういう大工さんのような仕事も、勤務時間の中でやっています。材料費をもらうだけで手間賃は出ないけれど、このおばあちゃんの「ここで生きる」を支えることは、私たちの大切な役割だと思っています。

ところで、いろ葉には「秘密結社」があって、私もメンバーを知りません。そのメンバーがサヤさんのお家に泊まって、夜はどんな感じかなというのを自分事として体験して、必要な環境を整える仕事もこなしています。

口へのアプローチで生き返る

1人ひとりの「シカタ」や習慣を大事

にすることが「活き方」を支えることだ、と言いました。その中でも、とくに食べることの支援が重要になります。いろ葉のスタッフがとくに大事にしているのは、口の中です。食べて出して息をすることは、最期まで続きます。

口は最期まで働き続けるので、口の中はいつもきれいにしていたいので、みんなでいろんなアプローチをします。最後の一息まで、必ず使うその口は愛おしくさえあり、お年寄りさんの口が「かわいい」と思える私たち。こうして私たちは「変態集団」と呼ばれてもおかしくないくらいのケアチームになっていくのです。

序章でも触れましたが、タマコさんというおばあちゃんは、脳炎で入院したときに、管につながれた状態でした。タマコさんとは長い付き合いだったので、この状態で最期を迎えさせるのは嫌だなと思いました。

見ると、口の中はカサカサで、舌は汚れて丸まっていました。でも逆に言うと、舌が汚くて口の中がカサカサということは、必要なことをやり尽くしていないということです。つまり、この方に対してまだやれることがあるのです。

その可能性を感じて、口へのアプローチをやってみようと思いました。舌が動かないと丸まってくるので、まずは口へのアプローチから始めました。

入院先は救急病院だったので、だれでも自由に遅い時間まで面会ができました。私は、仕事が終わってから毎日通って、カーテンを閉めてタマコさんの口の中を潤《うるお》したり、舌が動くように口に飴を入れることをやってみました。

最初は反応がありませんでしたが、毎日面会に来ているご家族にも同じように口を刺激してほしいとお願いして、やり方をお伝えしました。毎日毎日、ご家族も祈りながら口をキレイにしてくれました。そうやって、みんなでたすきリレーをしていくと、タマコさんにわずかな反応が出てきました。

口に飴を入れて左右に動かすと、それを舌で追いかけるようになります。同時に、唾液を意識的に飲み込めるようになってきました。これをずっと繰り返していくと、さらに反応が出だして、うつろで左右の目が合っていなかった視線も合ってきました。脳が覚醒してきたのです。口が動き、舌が感じ、その五感が脳へ伝わります。脳は、使えば使うほど活性化するのです。

鼻腔栄養の管をつけたまま病院で人生を終わるよりも、管から解き放たれて、自分の大好きな家で最期を迎えさせてあげたいと、ご家族と一丸となって介助を続け、ついに家に連れて帰ることができました。

状況把握するために退院して数日は、ひらやまのお家に泊まっていただき、自宅での家族の介護のボリュームがどのくらいになるかを見ます。そこから利用の頻度などを構築していきます。利用の「シカタ」も退院直後は、いろいろとサイズ感を見ながら検討していきます。

退院したタマコさんの最初のひと口目に、亜由美ちゃんが選んだのはバナナでした。しかも、小さく切ったバナナではなく、タマコさんの目の前で皮をむき、そのままを口に！　私は、「えっ？　いきなり？」と焦ったのですが、亜由美ちゃんとタマコさんの目が合っている様子を見て覚悟しました。

タマコさんの口に、バナナが秒速で入っていきました。バナナをしっかり見て、よく噛んで食べ、上手に飲み込みました。もう大丈夫だと思いました。

これは5年前の出来事ですが、未だにしっかり口から食べています。ピアノを弾いている写真がありますが、これは入院前ではなく、管を抜いてバナナを食べ、ソーメンを食べ、おにぎりを食べ、そうやって口から食事を摂れるようになり、トイレで排泄をし、自宅でも生活できるようになった数カ月後の様子です。小学校の先生だったので、ピアノを弾くのが大好きな人なのです。

つまり、活動していない機能を刺激してきちんとアプローチしていくと、脳が働き出して、

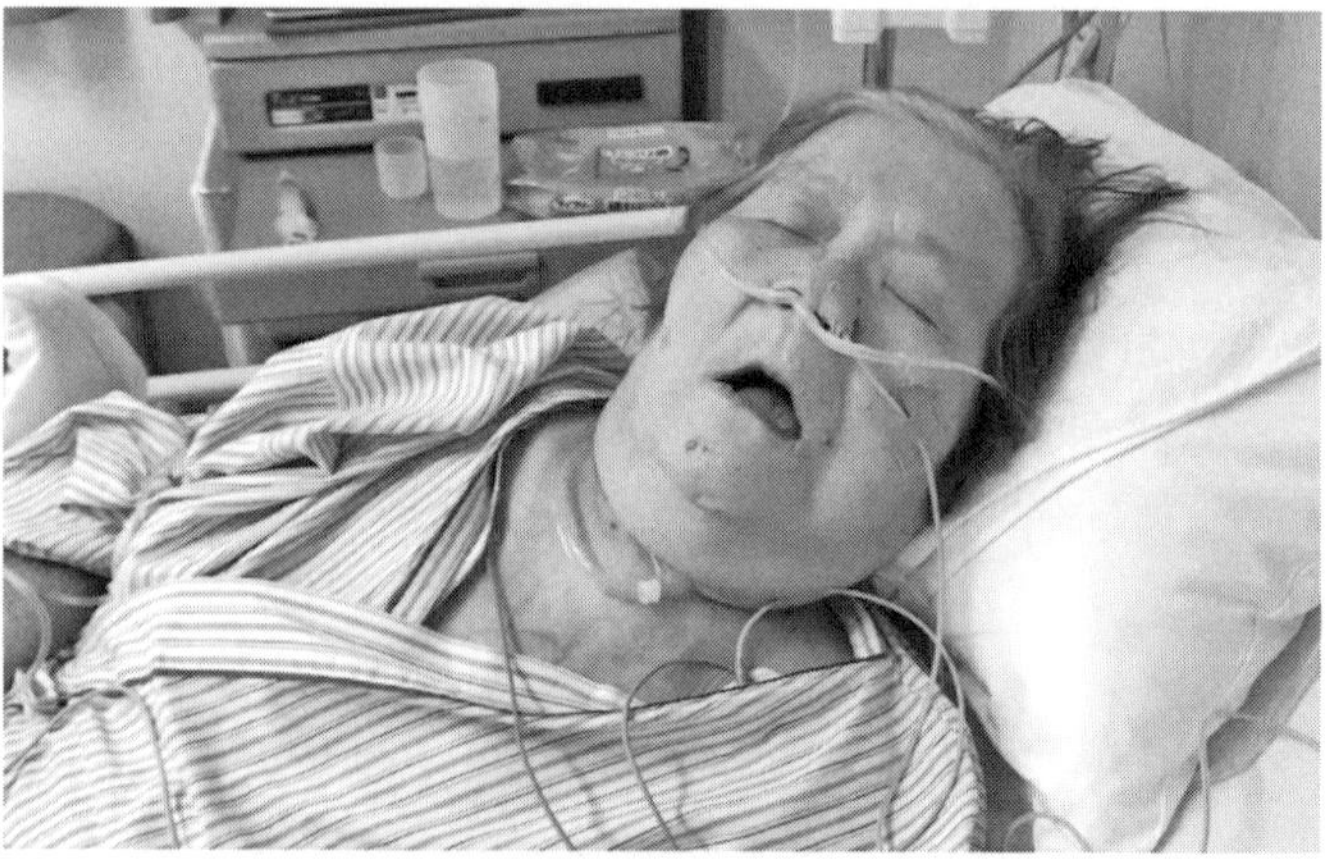

全身管だらけのタマ子さん

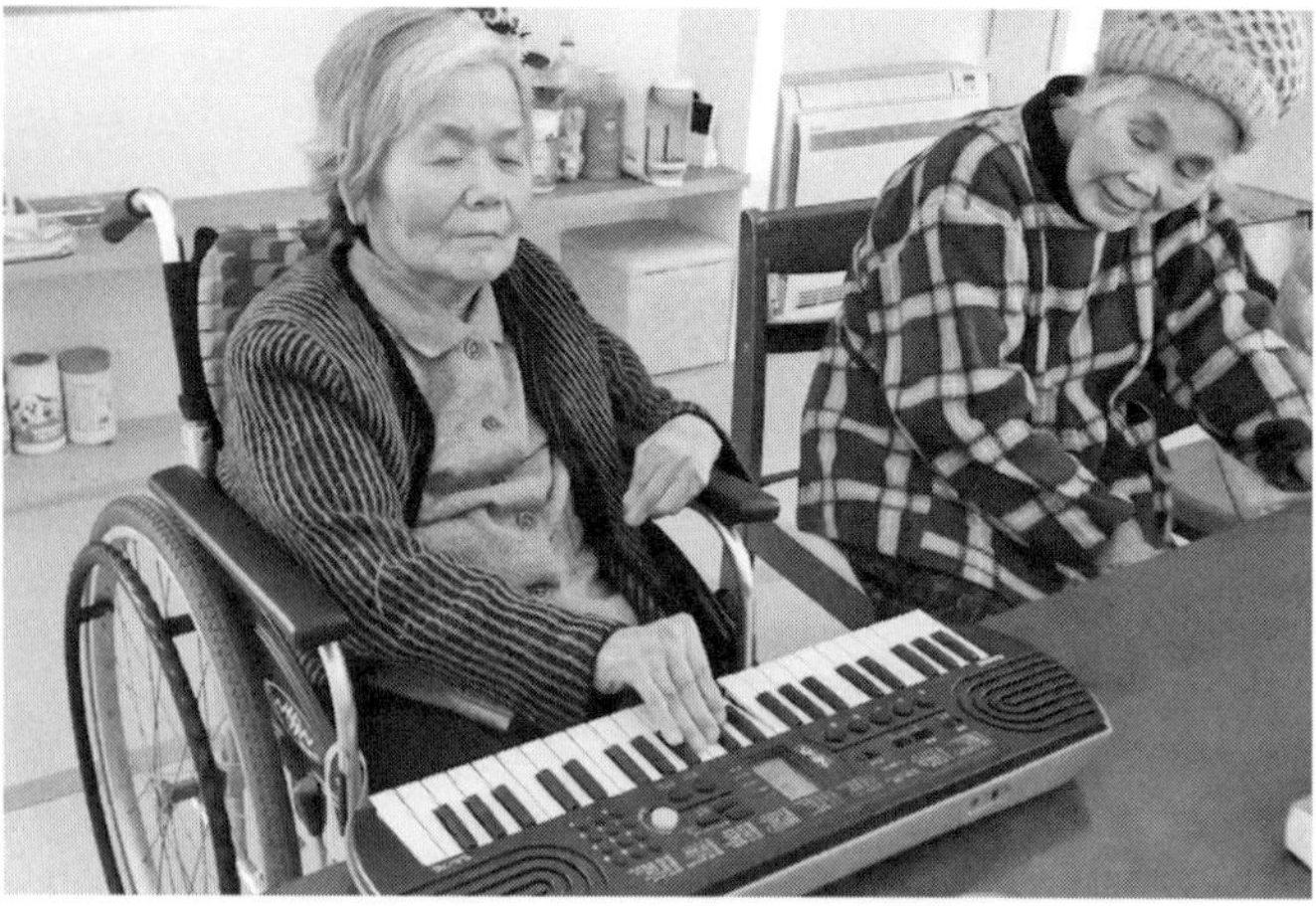

復活してピアノを演奏するまでに

体が整ってくると坐れるようになります。すると、自分の好きだったことや、体に眠っていることが目覚めて自然に反応してくるようになる。そうやって「いま」を支えているので、いろ葉を使いながらお家で暮らせています。

お年寄りの体をよく見ると、まだやれることがたくさんあることに気づきます。それをたくさん見つけることも、「活き方」を支える大切なアプローチなのです。

若年性アルツハイマーと透析

血液透析をされていたゆうさんのケースです。ゆうさんは、若年性アルツハイマーを患っていました。若年性アルツハイマーの方の血液透析は悲惨です。じっとしていなければいけないのに、動くから危険ということで、前日から安定剤を、当日は眠剤を入れられて、拘束された状態で透析を受ける。元気になるために行っているのに、帰ってくるとフラフラの状態です。

ストレスもすごいし、本人もすごくつらそうなのです。体調もだんだん悪くなっていきました。それを見ていると、何のために透析に通っているんだろうと思って、週3回の透析に送り出すたびに可哀想で、引き止めたくなるくらいでした。眠剤が切れて大きな声を出したり、安静にしていることができないからと、透析を途中で止められて帰ってくることもありました。

最終的に家族には、病院から「こういう人が入院する透析専門の病院があるから、そこに行くしかない」と言われたそうです。そのことを、つらそうに話してくれました。「その病院はどういうところですか」と知り合いのお医者さんに聞くと、「認知症の人や、叫んだりする人ばかりがいる部屋で、拘束されながら透析を強制されるところだ」と言うのです。

せっかく花開いていた人生の途上で、突然、若年性アルツハイマー病に罹患して、腎臓が悪かったので透析になってしまった。それを聞いて、私だったら薬漬けにされたり縛られてまでして、透析をしてでも生きたいと思うだろうかと、何度も何度も想像してみました。

そこで、お姉さんに「もう一回、妹さんが人生をどんなふうに生きて、終えていきたいか、ゆうさんだったらどう考えるだろうかと、家族で話し合ってもらえませんか」とお願いしました。「聡子さんならどうする?」と聞かれたので、「私ならもう透析をやめて、たとえ1週間の命でも自分の好きなように、好きなものを食べて死にたい」と答えました。

1週間後、お姉さんから「そこに入院するしかないと言われたら、透析をやめようと話した」と連絡がありました。

そのやりとりを聞いた森田先生は、「それなら腹膜透析という方法があるから、まだ検討できることはあるよ。あきらめなくても大丈夫だよ」と言いました。腹膜透析のことは知らなかったので、先生に尋ねると、ユーチューブを見ながら詳しく説明してくれたのです。

「腹膜透析」というスゴ技

新しい選択肢が見つかったのでご家族と話をしたら、「もう待ったなしなので、それに賭けます」と言われました。それなら私たちも勉強しようということになって、森田先生が腹膜透析専門の先生とタッグを組んでくださり、ご家族やいろ葉のスタッフ全員に対して、勉強会を開いてくださいました。

腹膜透析のオペのために入院している間、私たちも20時間、泊まり込みで付き添いました。腹膜透析をするために必要な入院ですが、その入院中もわずかな薬だけで過ごせるようにしたいし、落ち着かないときはそばにいてあげたかったからです。それと、腹膜透析の知識をしっかり教えていただくためでもありました。万が一、災害で電気が使えなくなった場合の救急対応についても、しっかり勉強しました。

おしっこが一滴も出なかったのに、いまはおしっこも出るようになりました。精神的にも落ち着いているし、週3回透析に通っていた病院にも、一度も行かなくてよくなった。そして、大好きな果物も、生野菜も食べられるようになりました。逆に、そういうものを摂らないといけないのです。

そんな経緯で、２０２１年の夏からいろ葉で腹膜透析を始めて、いまもずっと続けています。一度も病院に行くことなく、ゆうさんのペースで生活できています。

この方が生き続けるための方法として、私たちが腹膜透析のやり方を覚えることで、この方の人生のリスタートをサポートすることができました。おしっこが出にくいということは、尿路感染を起こしやすいので、排泄ケアをていねいに行うとか、毎日お風呂に入るとか、新しい取り組みが始まっています。

腹膜透析中、お腹に炎症があったときはすぐに写真に撮って、先生たちのグループに画像を送り、処置の指導を受けています。インターネット上の画像で様子を見られるので、夜間帯に異常が見られたときは、翌朝に確認して連絡をくれることになっています。いろ葉ではＩＴもうまく活用しているのです。

森田先生と、腹膜透析のスペシャリストの松本秀一朗先生が24時間、後ろについていてくれるので安心ですし、医療と介護が掛け算になったときの可能性の大きさに私たち自身、驚ろいているところです。

全国の医療と介護が、その人に合った融合の仕方をしていけば、もっともっと本当の意味での医療と介護の先進国になれる気がします。

第5章

「逝き方」を支える――3つのイキカタ③

家族とのハイタッチ

3つ目のイキカタは「逝き方」についてです。1人ひとりの人生があって、老いという局面を迎えると、手放していかなければならないものがたくさん出てきます。

老いとは、シワができたり、膝や腰、目や耳が悪くなったり、思うように体が動かなかったり、新しいことを覚えられなくなったり、瞬発力がなくなったり、物忘れが始まったり、食べられなくなってきたり、仲間や家族との別れがあったり、そういう自分を受け入れていくプロセスです。そうやって人は、手放すことを受け入れながら人生の荷物を軽くして、終末に向かって行くのです。

そういう、肉体も心も軽くなっていく終末期のお手伝いが「逝き方」を支えるです。それは繊細な関わりになりますので、私たちも悔いが残らないよう注意深く支援していきます。そして、そのお年寄り見送ったときに、もちろん悲しみの感情は残りますが、涙よりも笑顔があふれる、ということが起こります。そのように迎えられた最期には、「ちょうどその時だったんだね、よかったね」という、不思議な感覚に見舞われます。

つい先日、亡くなったおばあちゃんのケースです。お通夜に行って、棺に向かって私たちがお別れをしていたら、娘さんが私たちを見つけて近づいてきて、ハイタッチしてくれました。「ありがとね」という意味を込めてです。

そのご家族も、お母さんを大事に思いながらも、それぞれの生活もあり、お母さんの思うようにしてあげられない申し訳なさもありました。厳しく言われることに傷ついたり、介護のことで揉めることが多かった。私たちともぶつかり合ったりしました。でも、このおばあちゃんがどういう最期を迎えたいと思っているのかというところで、一緒に試行錯誤しながらやってこれたことで、結果としてハイタッチできたのです。

ただご家族の意向をそのまま受け入れるだけではなくて、私たちも言いたいことは言わせてもらうし、時にはぶつかり合うこともあります。そうして、人生の最期に向き合ってきて、その結果、お互いによかったねと感じることができた。

私たちはお年寄りを預かってはいるけれども、100パーセント丸投げされることは望んでいません。それは違うんじゃないかと思っています。家族の中には、「任せたんだからあとはお願いします」というスタンスの人もいるけれど、そうではなくて、どこかで一緒にやれることを探しながら、最期までコミュニケーションを取り続けています。

たとえ家族と揉めても、中心にあるのはその方の人生だから、私たちがすべて決めたり、支えたりすることではないと思います。家族とか、縁のあった人たちも一緒に関わって、私たちはお年寄りとの最期の日々のお付き合いをしていきたいと考えています。

入浴ケアは「チャポン作戦」

人の最期というのは、することがどんどん少なくなって行くと言いました。でも逆に、気持ちのやりとりは増えていきます。とくに家族との関係がそうなります。

なぜかと言えば、毎日、気持ちが変化するからです。やっぱり延命しようとか、点滴くらいはしてほしいとか、家に連れて帰ろうか、やっぱり心配だからいろ葉に頼もうか、この気持ちの揺れが起こるのです。

きょうだいが多いと、意見がバラバラになって収集がつかなくなることもあります。それに向き合うスタッフは、一緒に揺れながらその都度、自分の考えを伝えていきます。個人の意見を言う場合も、いろ葉を代表して話すこともあります。それが、気持ちのやりとりが増えていくという意味です。

だんだん介護がやれることは少なくなっていきます。みんなで食事をしたり、お風呂に入ったり、トイレに毎回坐ったり、外に出かけたり、何度も寝たり起きたりしたりする体力がなくなってくる。その方の傍らでできることが、静かで小さな動きになっていくのです。

おしっこもだんだん出なくなってきます。それでも、お風呂が大好きなお年寄りの場合は、「今日、亡くなるかも」という状態でも、ご本人がそのことでゆっくり気持ちよく過ごしてもらえそうだと感じたら、チャポンとだけお風呂に入ってもらいます。これを「チャポン作戦」と呼んでいます。

超低空飛行の中でも、安定しているわずかな時間を狙って、「今だ！　チャポン行く？」と、スタッフがサッとフォーメーションを組みます。

あるおじいちゃんは、焼酎とお風呂が大好きでした。そこで、亡くなる日の午前中、鹿児島ではなかなか手に入らない焼酎をお風呂に注いで、「チャポン作戦」で入ってもらいました。その日の夜、亡くなりましたが、チャポンのあと何度も「気持ちよかった」とおっしゃいました。

帰りたい家とは

ハナエさんは、スタッフのおばあちゃんで、99歳です。この家族は、4世代にわたっていろ葉に関わっています。ハナエさんが利用者で、娘が夕方からのスタッフで、お孫さんもいろ葉のスタッフ、ひ孫さんはバイトでいろ葉に来ています。

ところが、いろ葉でお年寄りたちのいろんな最期を見てきたはずの家族でさえ、やっぱり気持ちは迷うし、揺れるのです。「ほんとうは家がいいけれど、もう3年も帰っていない。帰してあげたいけど帰れないよね」「いま一緒に暮らしている娘の家と、いろ葉を交互に利用するのはどうだろうか」――家族の意見がそうまとまりかけたときに、孫が「ほんとうにそれでいいの?」と異議を唱えました。

ハナエさんは本当に控えめな性格で、なんでも「お先にどうぞ」と言って出しゃばらない人でした。そのハナエさんが、もう今日か明日かという段階になったときに、私たちは「ハナエさん、もう何でも好きなことを言っていいんだよ。ほんとはどうしたいの?」と聞きました。すると、しっかりした意思表示ではなかったけれど、か細い声で「家に帰りたい」と言ったのです。

そこで、その「家」とはどの家なのかという議論になりました。つい、この間まで娘と暮らしていた家なのか、どこの家を指しているのか。するとアルバイトのひ孫が、「いや、ひいおじいちゃんと長く暮らした家のことだと思う」と言いました。

その家は、3年も空き家になっていて、掃除もしていません。雨漏りしているかもしれない。

もしそこに帰ってもらうのなら、私たちも掃除を手伝うからと言ったのですが、家族だけでしっかり準備して家に帰りました。私たちも、先延ばしにしたら間に合わないと感じていました。家に帰ったら、とりあえず仏壇の前に布団を敷いて寝てもらいました。もうベッドのギャッジアップはできない状態でした。それなら、川の字に寝たほうがいい。布団を丸めれば、ギャッジアップの姿勢を取ることができます。

私たちが家に訪問に行くと、「やっぱり家に帰ったので息が楽になったね」とか、「少し食べられたね」とか、そういう感想の1つひとつが、家に帰れたことの効果のように思えました。

県外に住んでいる別の娘さんは、コロナウイルスを持ち込んでしまうことを気にして、行っていいのだろうかと悩んでいました。「いいに決まってる。コロナが終わるのを待っていられないよ。今日か明日かも知れないんだから」と私が言うと、県外から帰ってきました。

その娘さんは、コロナでずっと会えていなかったから、その時間を埋めるかのようにしっかりお母さんの傍らに付いていて、最期の時間を一緒に過ごすことができました。

壁に描かれた絵日記

私たちがハナエさんと関わり始めたときは、もう娘さんの家で暮らしていたので、ハナエさんにとっては生活感のない家だったはずです。でも、この家はずっと長い間、旦那さんと暮らしてきた、物語がたくさん詰まった家です。旦那さんが亡くなってからハナエさんが始めた絵が壁一面に飾ってありました。その絵は、旦那さんとの思い出を絵日記のように描いてきた作品でした。

その絵を見ながらハナエさんは、いろいろ思い出しては、「あのときこうしておけばよかった」とか、「主人は倒れる前にこんなことを言っていた」とか話しながら暮らしていたそうです。その絵とは別に、「がんばるしかない」という文字が大きく書かれていました。旦那さんは亡くなったけれど、この家でふんばって生きていこうという気持ちだったのでしょう。それを見て、ハナエさんにとってはこの家が「帰りたい家」だったことに、改めて気づきました。

最期は、家族も含めて右往左往したけれど、それでもハナエさんの人生の中心に踏み込んでいくことで、自然と家族とも理解し合えたし、最期の1週間をみんなで協力し合えました。

いろ葉ではお年寄りが亡くなったときに、誰ともなくお風呂を沸かします。係りがいるわけでもなく、自然とそうなります。お湯の温度は、そのお年寄りが好きだった温度にします。「お疲れさまでした」の気持ちを込めて、家族も一緒になって身を清めるのです。

どんな介護用品も、もう必要ありません。何かが足りないからできない、ということではない。どんなお風呂でもそれはできるから、最期は家族と使い慣れたお風呂で湯あみをします。

この体に抱きかかえられ、おんぶされ、手をつながれ、この体の温もりの中で生きてきた家族たちです。きれいに生ききって冷たくなっていく体と、今度は残された家族が「お疲れさま」と「ありがとう」を込めてお別れする。

ご自分の持っている体を余すことなく使いきり生ききった体は、神々しいです。一滴の水を口に含ませて亡くなったお年寄りの体は、とてもきれいです。その体を、家族も一緒に「ご苦労さま」と声をかけながら、石鹸で洗っていく。そういうことを通して、「ああ、お母さんは人生を全うしたんだな」ということを感じて、死を受け入れられるようになります。心の整理ができるところに辿《たど》り着くことができると感じています。

死後の微笑

トシコさんのケースです。とはいえ、家族の中には、お母さんが亡くなったことを受け入れられなくて、何時間も遺体にすがりついて泣き続け、なかなか心の整理がつかない娘さんもおられます。

そのときは、私たちもひたすら待ちます。それは、「もっと自分にいろいろできたんじゃないか」という後悔や、「いなくなって寂しくて仕方ない。お母さんのことが大好きだったから、覚悟はできていたけど、どうにも気持ちの整理がつかない」という娘さんの訴えです。

それでも、亡くなって3時間ほどすると、娘さんは少し落ち着きを取り戻してきました。スタッフの何人かとお風呂に連れて行って、お母さんを坐らせてお湯をかけました。ふと顔を見ると、口角が上がっていて、笑っているように見えた。

すぐに娘さんを呼んで、「トシコさんの顔を見て！」と言いました。娘さんはお母さんを見て、「あっ、笑ってる！　お母さん、ありがとう。お家で逝けてよかったね。がんばったね！」と泣きじゃくりながら大きな声をかけました。

それは、口角が上がって不思議なくらい微笑んでいるお顔でした。娘さんは「よかったね」「ありがとうね」の言葉以外は見つからないようでしたが、これまでがんばったお母さんとのお別れを受け止めることができたのです。亡くなってしばらく経ってから、明らかに笑ったお顔に変わったのは、トシコさんが2人目でした。

本当のところはよく分かりませんが、きっとこの世にお別れするときに、亡くなったように見えても、まだ本当には亡くなっていなくて、最期に笑うこともある。笑っているように見えるのではなくて、口角が上がって確かに笑っている。初めてそれを体験したとき、「あれっ、生きてる?」と、一瞬みんなで目を見合わせたほどです。驚いて声をかけてしまいそうなくらい、表情が微笑みに変わっていたのです。

その経験から、火葬まで24時間かけるという意味が分かりました。しばらくは、心臓が止まっても、魂が肉体の中に宿っていてそこにあるのです。

亡くなって、故人が好きだった洋服を着せたり、みんなでワサワサしているときに、ふと私は、「あっ、おじいちゃんも一緒に見ている」と感じました。

だからこそ、亡くなったあとは、葬儀屋さんにすべて任せたりしないで、家族に死装束に着替えさせてもらい、部屋の中で一晩、一緒に最後の夜を過ごしてほしい。1人にさせないでほしいと思うのです。

私たちの仕事は、息を引き取るまでではなくて、引き取ってからも、花道をきれいにつくってあげることまで含まれます。同時に、家族の気持ちの整理がつくまで、1歩2歩下がった距離から支えてあげることも、大切な仕事です。世間では、これを「グリーフケア」と呼んでいるようです。

どうして、神さまはこういうタイミングを私たちに与えてくださるのだろうと、ときどき思います。まさに「息を引き取る」という言葉の通り、最後の呼吸は息を吸って、そのあとは吐きません。そのときを迎えるために、食事や排泄をはじめとする日々の介護をコツコツと続けることが、そこにつながっていくんだなと思います。

最期を見ていなかったら、波と一緒で着地点が分からないから、死が突然やってきてしまう。肌に触れながら、しっかり波を感じていると、死の時が不思議と分かります。それも、今夜なのか、あと1時間くらいか、いまのうちに家族を呼ぼうとか、いまのうちに家に連れて帰ろうとか、そのタイミングが不思議と分かる。

毎日コツコツと重ねていくことで、毎日触れて感じていく地味な日々の先で、その波の大きさを知ることができるのだと思います。だから、傲慢になるとそれが見えなくなるんだろうなと感じて、終末期こそ体にしっかり付き合っていきたいと思うのです。

唇にりんごの一滴

イツコさんのケースです。介護していた旦那さんは、「イツコより1日だけ長く生きられればいい」と、常日頃から言っていました。

イツコさんが亡くなりそうになり、いつ逝ってもおかしくないという状態になっても、旦那さんは病院にも行かず、自分のガンに対してなんの治療もしなかった。なぜなら、自分のガンの進行よりも、イッコさんが先に逝くと思っていたからです。私たちも含めて、みんなそう思っていました。

イッコさんはもう亡くなりそうだったけれど、延命はしないで、いろ葉で最期を迎えることにしていました。そして、その日が来ました。

そのとき、傍らには旦那さんも娘さんもいて、もう一息かなというときでした。イッコさんをはさんで旦那さんの向かい側にいた私は、咄嗟《とっさ》にベッドに横たわるイッコさんの体を横に向けながら旦那さんを見て、「パパの腕の中で、いっちゃんを逝かせて」と、イッコさんの体を旦那さんに預けました。

この旦那さんは、イッコさんの日常を載せた写真付きのお便りと、イッコさんの毎日の様子を書いたノートを何冊も、いつも枕元に並べて寝ている旦那さんでした。何とか口から食べてもらいたいと、イッコさんの好きなものをつくって持ってきたり、元気になってほしいとウナギを買ってきたりと、とにかくイッコさんのことが大好きな旦那さんでした。お互いに思い合っていたお2人の最後のページが閉じようとしていました。

私たちは旦那さんの腕の中にいるイッコさんを見て、「よかったね！」と、涙ながらにお別れを見守ったのです。――そのはずでした。

ところが、最期の息だったはずなのに、1分くらいだったでしょうか、「フッ」と息を吐く音がして、再び呼吸が始まりました。「あれっ」と思って、旦那さんから引き取ってまた寝かせました。すると、2回目の呼吸、3回目の呼吸と、呼吸が復活してきました。奇跡が起こったのでしょうか。

でも、これは旦那さんの腕の中で愛を感じて、たまたまそうなっただけで、もう少し一緒にいたいということかも知れない。そんな奇跡はもう二度と起こらないから、今日は油断せずに旦那さんと娘さんが手を握って横についていることにして、私たちもみんなそのまま残っていました。

退職して遠くにいたスタッフも駆けつけてくれました。いろ葉に入居している方がおにぎりと卵焼きをつくって届けてくれるという、それも奇跡みたいなことでしたが、そのおにぎりを食べたりして、みんなで「その時」を待っていました。

どうせ息をするなら美味しい空気を吸ってもらいたいと思って、口の中をきれいにしていると、たまたま無農薬で育てられた「奇跡のりんご」が届いていたことを思い出しました。擦ったりするとエネルギーが落ちてしまうような気がしたので、イツコさんの口元にりんごを持って行き、そのりんごに爪を立てて口に当てました。

なんの反応もないし、嚥下なんてできる状態ではなかったので、気持ちだけ当てただけですが、ジューシーなりんごが唇を濡らしました。続けて何度か、チョンチョンとりんごを唇に当てると、なんとイツコさんの舌がペロッと出たのです。

そして、朝を迎え、次の日を乗り越え、3日目も越えました。旦那さんは1週間以上、付き添って寝泊まりしました。

なんとイツコさんは、それから2年半、生き永らえたのです。

愛する妻に抱かれて

その2年半の間に、旦那さんのガンは進行していきました。旦那さんは、2019年の冬には痩せていき、車も運転できないほどになっていました。

ご自分の死期を感じたのでしょう、家の中や身の回りの整理をされていました。いま流行りの「終活」です。私たちは、「整理がついたらいろ葉に来てください。いっちゃんの横にパパにいてほしい。私たちにお手伝いさせてほしい」と訴えました。しかし、何度お誘いしても断られました。私たちに迷惑をかけたくないと思っていたようです。それでも、私たちも折れずに何度も説得しました。

その甲斐あってか、年が明けると旦那さんは、イッコさんのいる坂の上のお家に入居されました。イッコさんの隣の部屋で過ごしてもらっていましたが、旦那さんの体の状況に合わせて徐々に、イッコさんの部屋との間仕切りを外していきました。さらに、ベッドをくっつけてお互いが見え、手が届くようにもしました。

立場が逆転し、2年半前、旦那さんの腕の中にいたイッコさんは、今度は送る側になりました。そして最期は、イッコさんに抱かれて逝ったのです。

子どもや孫、妹やいろ葉のみんながまわりを囲んで、歌をうたい、旦那さんはイッコさんの腕に抱きかかえられたまま逝きました。イッコさんには、旦那さんが逝くことは分かっていた、少なくとも感じ取っていたように私たちには感じられました。

旦那さんが亡くなったのは、2020年の2月です。その年のお盆に、今日は初盆だということで娘さんたちがお寺に行き、法事を終わらせた帰りにイッコさんに会いに来ました。

なんと、イッコさんはその日にパタッと亡くなりました。まるで旦那さんが迎えに来たかのようでした。

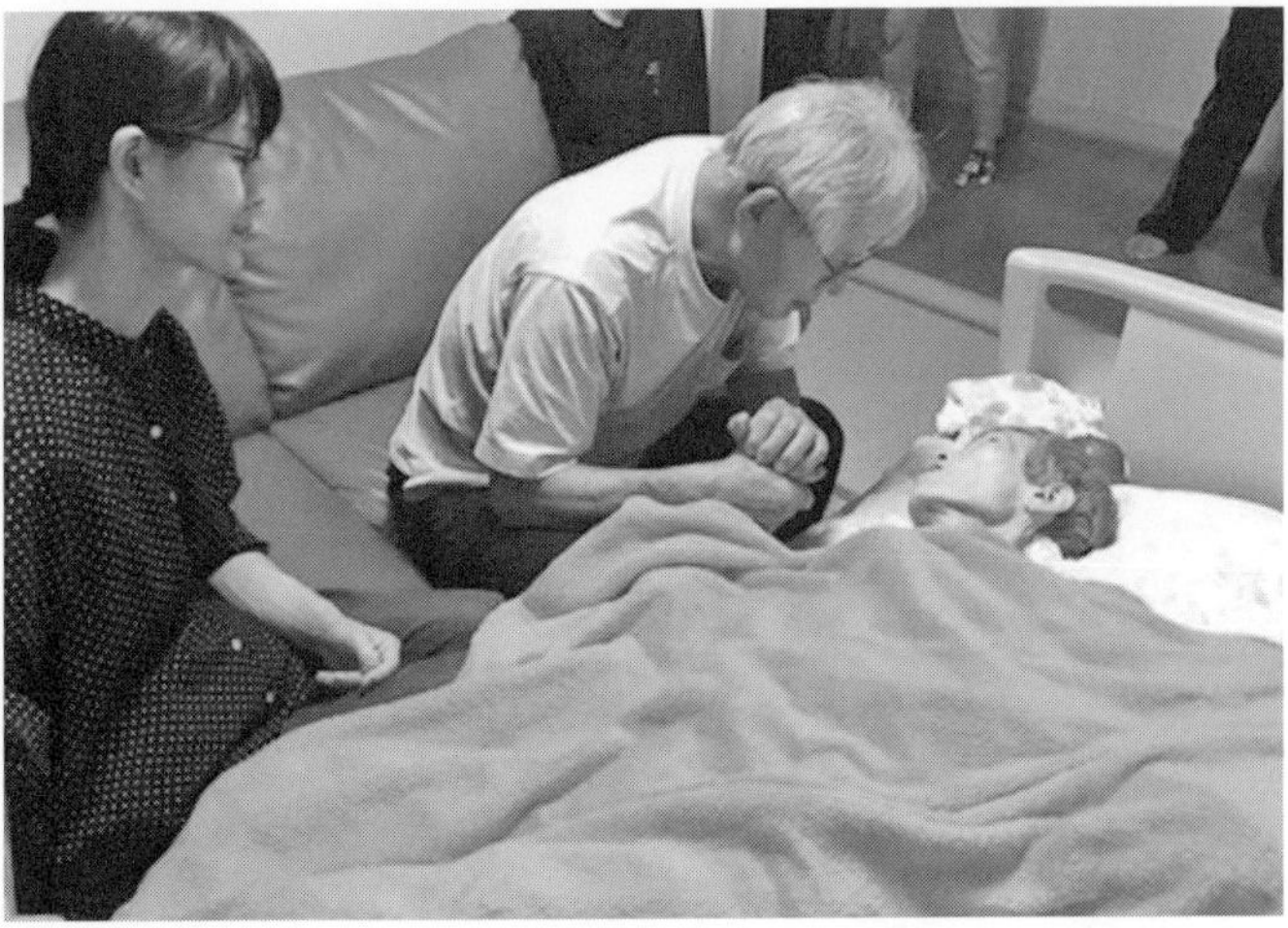

イツ子さんを看取るはずだった旦那さん

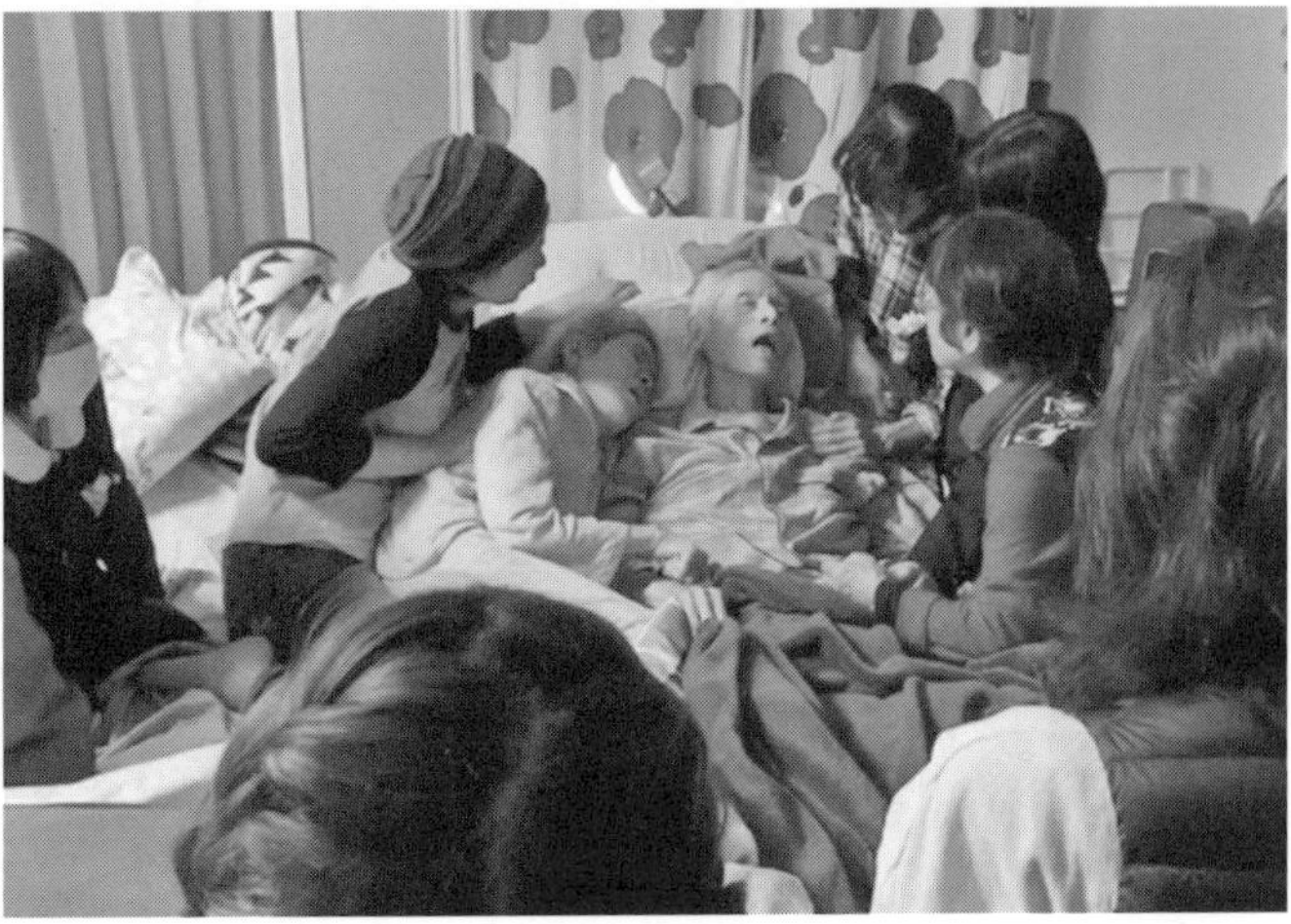

2年後、イツ子さんに看取られる旦那さん

斎場になったいろ葉

イッコさんもそうでしたが、2020年以降、3人の方を坂の上のお家でお看取りしました。長く生きると、きょうだいも友だちも少なくなります。おまけに、コロナ禍だと斎場にたくさんの人が集まれません。そこで、閑散とした斎場では寂しいということで、いろ葉で葬儀をすることにしました。

最近は家族も心得ていて「いろ葉でいい？」と聞いてきます。いろ葉ならお年寄りたちもスタッフもみんな参列して、一緒に見送ることができます。スタッフはみんな、いつも一緒に過ごしていた普段着で参列しています。スタッフもお年寄りもみんな一緒なので、お通夜もお葬式もとてもにぎやかです。

会場設営も、たくさんの写真を壁一面に貼り、みんなで泣いたり笑ったりしながら夜を過ごします。食事もその方が好きだったものをつくって、みんなで思い出話をしながら、ご家族も一緒に食べます。式の間も過剰にマスクをする必要はありません。

出棺の場面では、みんなで最後のお別れをすることができ、笑顔に溢れたお見送りができました。笑顔で見送られる最期は、私たちからしたら羨《うらや》ましい思いがします。

火葬場から帰って来ると、お骨を持ったスタッフが記念写真を撮っていました。まるで旅行のお土産みたいにお骨を抱えたスタッフを、残ったスタッフが「お帰りー」と朗らかに迎えている。骨になっても愛おしいですし、肉体はなくてもお迎えできるのは嬉しいことです。

哀しいと言えばその通りなのですが、こうやって命のバトンを渡し合っていくことが人生なのだと思います。それは哀しいことばかりではなく、喜ばしいことでもあるという気がします。

そして、私たちはお年寄りさんたちが残してくれた言葉によっても支えられています。亡くなってからも、1人ひとりのお年寄りは私たちの記憶の中にしっかりと生き続けているのです。

私は、このような看取りを繰り返すうちに、いつしか歳を取ることも、死ぬことへの恐怖もなくなりました。いつか私も死にます。死んでも誰かの中で生きていくのだとすれば、そのときに残された人を笑顔にしてあげたい。温かい思い出として、その人の中で生きていけたらいいなと思います。

上手に引き算する看取り

亡くなる間際は、やれることは少ないけれども、限られたことの中には、家族を励ましたり、強くしたいということもあります。亡くなる前に高熱が出る人もいるし、1人ひとり違います。

その、それぞれの症状に合わせていくと、どの方も最期は、スーッと波が引くようにおだやかに逝かれます。

そこが病院で迎える最期と違うのです。病院では、一定の酸素を最後まで入れられたり、点滴を入れられたりします。その結果、呼吸も苦しそうですし、体も浮腫《むく》んだり、皮下出血があちらこちらにできたりします。でも、その方の体の自然に従って付き添う最期は、最後の息を見逃してしまいそうなくらい自然で、苦しんでいる様子もまったくありません。

お花も、手入れをしながら育てても、やがて枯れていきます。それでも、散るときには「ありがとう」と言いたくなります。枯れた花も愛おしく感じます。人間の体も、ていねいにケアをしていくと、美しく、自然に散って逝かれるのです。

いろ葉のスタッフは、「看取り」という言葉を知らない人が多いと思います。介護施設だと、「看取り加算」があるからでしょうか、一般的に使われています。でも、私たちにとっては、出会ったときにすでにそういう時期に入っている人が多い。なので、出会ったときから看取りが始まっているとも言えます。ですから、「看取り期に入りました」という、「ゾーン」という意識はありません。出会ったときから死までが、ずーっとつながっているからです。

家族は、ご飯が食べられなくなることに過度に神経質になることがあります。そこで私たちがどうするかと言えば、食べられなくなっていく人間の体について、家族と一緒に話したり、考え方を共有していきます。

食べないということは、食べたくないのではなくて、日々代謝するエネルギーに対して、体が拒むようになるからです。不必要に食事を摂ると、体に不具合が生じてしまう。不具合がきたら体がきついということを、食べないという行為を通して私たちに教えてくれているのです。

私たちは、食べないお年寄りの体を見て、この人にとって必要なのは栄養なのか、エネルギーなのかを考えます。それ次第で、食事も変わってくるからです。エネルギーが必要だからお米にしようとか、栄養が必要だからおかずだけにしようとか、水分だけにしようとか、現場サイドで判断しながら介助していきます。

エネルギーを多く摂り込み過ぎると、消化するのに体力を使ってしまいます。大切なのは、体を消耗させないことなので、あえて食べさせないようにすることもあります。その加減が分からないと、ご飯さえ食べていれば大丈夫だと思ってしまう。本人が必要だと思っていないのに、鳥に餌をやるみたいに食べさせてしまいがちです。しかし、体は少しずつ変化しているし、サイズも小さくなっていきます。

呼吸をしっかりするために、要らない脂肪を削ぎ落とす時期に入っていることを家族とも共有しないと、ボヨンボヨンに浮腫《むく》んできたりします。そうなると、死期を見極めるのが難しくなります。死が突然やってきたと感じられて、家族の中にもやりきれなさが残ってしまう。

認知症があっても、食べるという行為は衰えません。むしろ、間断なく食べ続けてしまうこともあります。食べるからといって食べさせてしまうと、突然に逝ってしまったように感じられて、家族にもわだかまりが残ることになります。その最期のステージでは、上手に引き算をしていくことが大事なのです。

「逝き方」は本人の人生の最終章

家族にとっては、親の死は初めての体験です。「せめて点滴してよ」とよく言われるのですが、必要ないのにしてしまうと、逆に痰《たん》が出て、それを吸引すると痛むし、苦しむことになります。必要ない水分が体に入ると、心臓も苦しくなる。点滴も、少しだけ入れることはありますが、それでも体を見ながらミニマムな調整をします。

今回のコロナのクラスター感染で、点滴が必要になった人がいました。その方には、水分は必要かも知れないけれど、もともとが少ない水分量で低空飛行してきた人ですから、森田先生には「こちらの判断で調整していいですか」とお願いしました。先生からは「上限はここまで」

と指示をいただいて、「今日は300㎖で止めておこう」とか、その都度、判断しながら調整していきました。

点滴は、その人の体が欲していなくても、抵抗なく入ってしまいます。なので、見守る私たちがしっかり見てあげないと危ないのです。そこで、少し痰が出てきたなと思ったら、点滴の量を落とします。咳き込むと、そこに力を使って体力の消耗を早めてしまう。痰も、体力を上げて自力で出させるか、自然に流していくかで、いつも悩みます。これは、もう経験の積み重ね以外にありません。

お年寄りの最期を邪魔しないチームワークをつくっていくことが、とくに終末期にはとても大切なのだと思います。私たちは、1秒でも長く一緒に過ごしたいですし、家族にも1秒でも長く大事な人と過ごしてほしい。でも、「逝き方」は、その人の中にあり、その人のそれまでの生き様《ざま》の上にあります。だから、その人が生ききった日が今日だとしても、私は「その方が決めた今日」だと思って送りたいと思う。

答えはないのです。何が正解か分かりません。後悔もしますし、悲しくもあります。人は必ず死ぬということを、どう受け入れて生きていくのか、どう死んでいくのか、問い続けるのが人生かもしれません。

介護の仕事は、「生きる」を支えることです。「生きる」を支え、「死」を支えます。「生き方」「活き方」を支えることは「逝き方」を支えることにつながります。逆に、「逝き方」を支えることは、「生き方」「活き方」を支えることなのです。

いろ葉の介護は、奇跡的なことは何ひとつありません。スーパーマンもいません。先進的な介護ロボットも、最先端の設備もありません。ただひたすらに、出会った人の「生ききる」を支えるために、3つの「イキカタ」を紐解きながら支える、それがいろ葉の介護です。

第6章　いろ葉流・仕事の流儀

誰もがあっと驚く勤務表

お年寄りの「イキカタ」を支えるいろ葉の勤務体制についてです。1年365日、同じような勤務では、お年寄りを支えられません。たとえば、今日亡くなるかも知れないという切迫した事態になったときに、夜勤を1人体制に固定していたら、フレキシブルな対応ができません。時間というのはいろんな使い方があるので、いろ葉では翌日の勤務は、なんと前日まで分からない。これは、多くのみなさんが驚かれるところです。でもいろ葉では20年、そのやり方を貫いてきました。

私たちは、いろ葉で8時間働きますが、残りの16時間は自由に使えます。でも、お年寄りには24時間のうち、自由に使える時間はありません。では、どちらがどちらに合わせるかとなったときに、私たちがお年寄りに合わせよう、ということになったのです。それは、最初の面接のときから伝えていることです。

休みと夜勤と通常勤務する日については、あらかじめ勤務表をつくります。しかし明日、何時に出勤するかは、その日のお年寄りたちの状態と、その日のスタッフの状態を見てから決めます。

一般的な介護施設では、早出は何時から何人、遅出は何時から何人と決まっています。ですが、冬に風邪が流行ってしっかりモーニングケアをしなければいけないときでも、同じ勤務体制です。結局、夜勤者がずっと残っていたりして、ちゃんとしたモーニングケアができなかったりする。

冬はお年寄りが起き出すのは遅いのに、なんで同じ時間を守るのでしょうか。その日の朝の出勤の人に30分早く来てもらうだけで、状況はずいぶん変わります。たとえば「木曜日は8時からの人は2人だけど、金曜日は8時からの人は1人なので、8時30分の人が1人必要」というようなＬＩＮＥが届きます。この30分の差に、お年寄りの状況が反映されています。こうして、その日その日の状況に振り回されているように見えますが、これはお年寄りの状態に合わせている結果なのです。

有事に慌てない練習

利用者だけではなく、新入りのスタッフがいたときは、夕方にボリュームを持たせたりと、状況に合わせた３６５日にしています。これが有事になったときに、足もとがぐらつかないチームづくりの基礎練習みたいなものになるのです。

いまはLINEを使って、全事業所に連絡が入るようにしています。坂の上のお家はだいたい午後には届きますが、ひらやまのお家はいつも遅くて、ひどいときには夜の10時とか、11時になることさえあります。それでも、いつも決まった時間にLINEを送ると決めてしまうこともしていません。なぜなら、時間までに送ってこないスタッフは「ダメなスタッフ」となってしまうからです。

スタッフは、その日の状況を見て、翌日の状況を想像して、どういうシフトが必要なのかを考える。でも、いつもは6時までに送ってくるのに、9時になっても送って来ないとしましょう。ということは、今日はお年寄りたちに何かあって、調子の悪い人が多いのかな、あるいはスタッフに何かあったのかな、とこちらのセンサーが働き出します。

あるいは、今日のスタッフのメンバーを見ると、遅れるのは仕方ないのかなと思ったりもする。それも、イメージをつくることに役立ちます。イメージすることで、それならまあいいかと思えたり、ここをサポートして育ててあげようと気づくこともできます。その「イメージする」ことがとても大事です。だって、人は毎日違うし、時間帯によっても違うからです。

ですから、「こうあるべき」という考え方を外していかないと、うまくいかないし、機動的なチームはつくれないと思う。

私たちは小学校に入ったときから「こうあるべき」という価値観を驚くほど強烈に刷り込まれています。でも認知症のお年寄りたちは、パラレルワールドというか、私たちとは異なる時空を生きています。それに対応するには、「ねばならない」を外さないとうまくいかない。そして何より、そのパラレルワールドに私たちが入って行ったほうが楽しくて、平和で愛に溢れるケアができます。そこに入っていくためには、「ねばならない」をごっそり置いていくしかないのです。いろ葉の勤務表は、それを外すための重要なツールなのです。

もちろん、休みの日は決まっていますが、勤務の時間は決まっていないので、「明後日は夕方からライブに行くので、早出でお願いします」とか、「今夜、飲み会だから明日の勤務は昼から勤務でお願いします」ということも要求できる。ＰＴＡの会合に出たいとか、子どもの合唱コンクールがあるという理由で、中抜けしたりもできます。わずか30分や1時間の私用のために、仕事を丸1日休むのは主婦にとってはもったいないことです。

時間を譲り合う知恵

話は少し脱線しますが、最近、坂の上の事業所の近くに家を建てる人が増えてきました。スタッフも率先して建てています。「いろ葉の近くに家を建てると暮らしやすいよ」と先輩スタッフが宣伝していることもありますが、たとえば風邪を引いたりすると、スタッフが食事を届けてくれる。みんなで合流してウォーキングができる。天気が悪くなったら洗濯物を取り込みに行ける。飲み会は、みんなで乗り合わせて行ける。子どももみんなで預け合える。

そうやって、みんなで助け合い、みんなで譲り合う。この勤務表は、そういう考え方でつくられています。どうせ同じ時間を使うなら、最高のパフォーマンスにしたほうがいい。

確かに、明日の勤務時間が前日にしか分からないというのは、大変といえば大変です。でも逆に、融通が利くという利点もあります。ガチガチの勤務表で、どこかにしわ寄せが集中してうまく勤務が回らないことより、このやり方のほうがいいのかなと思っています。

掲示してある勤務表の一覧には、遅出の人のところは水色マークとか、一目で分かるように色分けしてあります。

LINEで送られてくるメッセージには、「○○さんは、明日は8時からだよー」と、ふつうに書かれたものもありますが、スタッフに愛称をつけて、「○○の宅急便は8時だよ」とか、凝ったものもあります。管理者には「○○総理大臣は8時からだよ」とか、「以上、事件の現場からお伝えしました」などと、その人の特徴をとらえた送り方を楽しんでいる人もいます。

こんなふうに、何でも面白い方向へ、楽しい方向へ持っていく力に変えられる人に私もなりたいなあと、スタッフから学ぶことばかりです。

この勤務表をつくっている管理者は大変です。今週は前半で走り過ぎたので、後半はペースをゆるめようとか、週単位の目配りも必要です。たまにクレームもあって、要らない有休が急に入っていたり、というようなエラーもあります。

こうして、スタッフ1人ひとりの事情や状況を大事にできる仕組みを勤務としてつくっているのが、いろ葉流の勤務表です。

体が奏でる音楽を聴く

お年寄りと向き合うときに、最低限の知識は必要です。でも、専門的な介護の本とか教科書とか、文字で読んでもなかなか頭に入ってこない。ところが、経験は体に蓄積されています。「あのとき、一滴の水を口に含んでもらったら急に元気になった」とか、そういう経験は鮮明に覚えています。

そのように、教科書的な知識はなかなか応用につながらないけれど、体で覚えたことは応用が効くのです。私は、知識よりも体の感覚が大事だと思っているので、スタッフには「感じる仕組み」を身につけてもらう仕組みづくりに努めています。

その1つとして、バイタルチェックがあります。バイタルチェックは看護師だけの仕事ではなくて、いろ葉ではスタッフ全員がやります。いろ葉にはデジタルの血圧計はなくて、すべてアネロイドです。ゴム球をシュポシュポして、聴診器を当てて音を聞きます。最初はみんな、音が聞こえません。でも、365日経験を重ねていくと聞こえてきます。そうやって、お年寄りから聞こえてくる音を、音楽のように体に取り込んでいきます。

「朝子さん、今日は聞こえにくいな」とか、「悦子さんはいつも血圧が高めだから、文字盤の針をMAX180まで上げてから計らなきゃ」とか、「エミさんは血圧低めだから130くらいまで上げとけばいいかな」と、測る時に自分の中で会話をするようになります。そうして知らず知らずのうちに、1人ひとりの血圧のデータが蓄積され、最新のデータは自分の無意識レベルに入っている人もいます。

聴診器を使うので、そのまま胸の音を聞き、お腹の音を聞く。それが何なのかは、分からなくてもいいのです。まずは、その人がその日まで奏で続けてきた音楽を、私たちの体に取り込んでいけばいい。

あるお年寄りは、100歳なのに70歳のおばあちゃんより「ドッドッ」という音がしっかりしているなとか、別の人は「ドッ」と「ドッ」の間隔が長いとか、それをしっかり感覚として取り込むようにしています。

脈圧も同じです。直接、触って脈を取るので、今日はいつもより脈が強いなとか、いつもとの違いが分かる。その脈圧を感じて、少し休んでからお風呂に入ろうとか、水分摂取の記録を見て、脱水なのかも知れないから水分を多めにしてみようとか、おしっこはちゃんと出てるかなとか、そのお年寄りから出てくる音楽から、自分たちが何をすればいいか、何を振り返ればいいかを判断していきます。

医学的なことが分からなくても、その人の音楽を聞けばいいのです。ヒップホップ系だとか、クラシック系だとか、個性があるので、ヒップホップがクラシックに聞こえるとか、クラシックが超演歌調になるとかすると、何かが起こっていることが分かる。

そこで看護師さんにもう一度、測り直してもらって異変を察知します。そういうことは、いくら記録を見ても、お年寄りに直接、触れないと分からない。触れてみて、積み重ねてきたエビデンスを参照して、状態を把握していくのです。

超アナログ介護記録

とはいえ、記録に何を残すのかは、とても大事です。いろ葉の介護記録は、超アナログです。

左側は、ぱっと見て分かるように、絵に似た記号式の記録です。それを見ると、水分が足りないとか、今日は寝過ぎているとか、ひと目で分かります。

右側は、お年寄りがポロッと漏らした言葉だとか、いつもと違う動作をしたとか、みんなとシェアしたい事柄を書いていきます。それを積み重ねていくと、よく分かることがあります。

よく脱水に気をつけようと言いますが、人によって必要な水分量は違います。1500mlでちょうどいい人もいれば、500mlでちょうどいい人もいる。つまり、その人ごとに基準が違います。心臓の音の聞こえ方や、脈の触れ方で「いつも」が分かってくるように、水分についても「ちょうどいい」量が分かってきます。

つまり介護とは、お年寄りの体が発している音を正確に聞くことで、心身の状態を知ることができる、というシンプルなお仕事でもあるのです。そこに、知識のフィルターをかけるのではなく、素直にお年寄りが奏でる音楽を聞けばいいと思っています。

ほかにも、いろ葉のスタッフに、記録をどう書けばいいかを考えてもらうために、推奨していることがあります。

介護保険制度の元では、計画を立てて、それに対して実行して、アセスメント（評価）して、対策を講じるという、ＰＤＣＡサイクルを回すことが推奨されています。介護保険的には、月1回、その見直しをする必要があるのですが、いろ葉では毎日それを行っています。月1回やるのは、はっきり言って介護保険のためです。

記録に赤で書かれているのは、そのお年寄りにその日、最初に関わったスタッフが、今日この方に何をすべきか、必要なサポートはこうで、課題はこうで、ということを書きます。

上の欄には、直近の1週間、直近の1カ月の課題を書く欄があります。「このところ食欲がないので食事に気をつけましょう」とか、「このごろ不安定だから話を聞きましょう」とかが書いてある。さらに、今日、何が必要かということは赤で書いてあります。

そして最後には、振り返りで、1日のモニタリングを行ないます。「昨晩、眠れていないので今日はこうしましょう」とかです。それを次の人が見て、さらに新しい課題を挙げる。それを毎日繰り返しているので、ルーティンワークに流されない、無意識で仕事ができないような仕組みになっています。いろ葉ではこのやり方を20年やってきたので、そういう訓練を通して身につくようにしています。

この前の実地指導のときに、「ここまで、毎日やっている施設は他にない」と担当者から言われたほどです。「ここに書かれているのは、ほんとうに関わっていないと出てこない言葉ですね」と言ってくださいました。

プロとして、心技体を磨く

介護の仕事は誰にでもできると言われていますが、やはりこの仕事でお金をもらっている以上、プロ意識もしっかり持つべきだということで、そのために「心技体を磨く」ということをスタッフに推奨しています。

プロ意識を磨くというのは、言い換えれば人間力を磨くということであり、自分の価値観を拡げることでもあります。またそれは、自分の価値観に気づくだけではなく、その価値観を越えて、自分の知らない自分に出会うことを楽しみにする、ということにもつながります。

人間力というのは、高いところを目指せばいいというわけではないことを、私は知りました。でも本当のところ、人間力とは何なのか分からないけれど、鏡を磨くのと一緒で、磨いていて気持ちがよければ、それでいいと思うのです。

私は、自分の知らない自分に会えるのがとても楽しみです、明日は違う自分に出会えるかな、といつもワクワクしている。そうでないと、自分の思考がそこでストップしてしまうので、スタッフみんなにも、自分で自分の新しい扉をこじ開けるような毎日を送ってほしい。

そのためには、いろんな人に会うこと、いろんなものを見たり実際に触れること、自分の感情が揺さぶられるような体験をすることも必要です。そこで、いろんなことを感じ、考える。そうやって自分を磨いていくことは、誰かに代わってやってもらえることではない。自分で自分を育てていくことしかできないのです。

人には、1人ひとり特徴があって、誰かの話を聞くことで変わる人もいるし、1人旅をすることで変わる人もいます。たまたま、誰かに連れて行ったもらった集まりで刺激を受けて、ふだん無口だった人が急におしゃべりになることもあります。それも「心技体を磨く」研修なので、あの手この手で自分の鏡を磨いてもらうための工夫をしています。

傍から見て、「なにをやってるんだろう」と思うようなことでも、やってみるようにしています。頭で良いか悪いかを判断する前に、まずやってみる。思いついたら、魔法でもお呪《まじな》いでもいいからやってみることです。

「そんなことして、なんの意味があるの？」と、中にはトライする人たちを冷ややかに見る人たちが必ずいますが、いろ葉ではそもそも「そんなこと」ばかりなのですから、そのうち揚げ足を取るスタッフはいなくなります。

キャベツでクーリング

コロナ感染による熱発で、キャベツの葉っぱを使ってクーリングをしているときもそうでした。ふつうなら「なんでキャベツ？」となりそうですが、いろ葉では「なんでキャベツなんですか？　白菜ではだめなんですか？」と聞いてきます。

キャベツのクーリングは、今夜逝かれるかも知れないという人が熱を出した場面で試みた方法です。ギリギリの血圧の状態でしたが、薬で抑えるのではなく、熱を出しきってもらうことが大事です。でも体はしんどいのでジワーッとゆっくり熱を下げようとしました。

冷蔵庫で冷やしたキャベツの外皮をむいて、頭に当てる。すると、ロールキャベツみたいにシューと丸まります。それを繰り返していくと、朝がすっきりしているのです。熱が下がっても、無理に下げていないので苦しくない。

キャベツでほんとうに熱を下げられるかどうかは、ある意味どうでもいい。氷枕だっていいのかも知れないし、しかも氷枕なら頻繁に替えなくてもいい。でも、キャベツはすぐに熱で丸まってしまうから、何度も替えなければならない。ですが、この何度も何度も手当てをする行為には、愛の力が加わるのかも知れません。

このように、いいと思うことはなんでもしてみる。ショウガ湿布をしてみたり、昔からの民間療法も取り入れてみる。その人の背中に冷えた手を入れて触れることで、自然に熱が下がっていくこともあります。

いろんな方法を試して、これはよさそうだというストックをどんどん蓄えていく。たくさんのスタッフがたくさんの引き出しをもっていれば、たとえば災害に遭ったりしたときに、「冷えピタはないけど、キャベツもツワブキの葉もあるよ、こんにゃくもショウガ湿布もあるよ」ということになるかも知れません。

ちなみに、いろ葉では「冷えピタ」はご本人の気持ちよさで使うのはＯＫですが、私たちの介護の対応としては使っていません。冷えピタを使うと、なんだか放置されているような気がするからです。

なかなか眠れないお年寄りに、５円玉を吊るして目の前でブラブラさせてみたり、オルゴールを聴かせたり、ブランケットを替えてみたりする。そうやって、みんなが一生懸命お年寄りのことを思って関わっていることが分かってくると、自分も何かしたい、何かできることや未知なる方法があったらやってみたいというスタッフが現れて、「不思議な集団」が育っていくのです。

特別扱いは贔屓《ひいき》ではない

職員研修でいつも言っているのは、「忘れさせたり、ごまかすのではなく、現実と向き合うことに付き合い続ける。理解できないことに出合っても、管理することでコントロールしない」ということです。

コロナのクラスター感染を経験して、必死のスタッフのがんばりがあって、1人の入院者も、死亡者も出しませんでした。そのがんばりは、試行錯誤ばかりでしたが、前にも書いたように、誰も揚げ足をとる人はいなかった。

発熱に対しては「クーリングしておけばいいじゃないか」ではなくて、「この人にはマンツーマンで私が付き添って支えるので、ほかのお年寄りのことはお願いね」と言える信頼関係があるかどうかです。「なんで、その人にばっかり付き添っているの?」というスタッフからのクレームがなかったのは、いま何が必要かを、スタッフ間でしっかり共有できていたからです。

よその施設に見学に行ったときに、その施設のスタッフから「1人だけに特別扱いをしていいんですか?」と質問されることがよくあります。でも、マンツーマンは贔屓《ひいき》ではありません。私だって、放っておかれるほうが大事にされていると感じることはありません。同時に、一緒にいることだけを価値観にしてほしくない、という思いもあります。

最屓というのは、自分たちの目線の中だけのことだから、「いま・ここ」にいるお年寄りにとって大事なこと、必要なことを共有して、みんなでいまはこうやってみようと思えること、そこを大事にしたい。

たとえば、あるおばあちゃんが「買い物に行きたい」と言われたときに、「私たちが現場を見ているから行ってきていいよ」とか、あるいは「レストランに行きたい」と言われたときに、「それなら美味しいものを食べてきたらいいよ。私たちがあとのことは対応するから」とか、そういう信頼関係がなかったら、今回のようなコロナ禍での試練は乗り越えられなかったと思います。

自分の思考傾向とか、自分のものの見方の特徴とか、そういうことをしっかり知った上で、みんなにとってはどうなのか、お年寄りにとってはどうなのか、ということを常に考えられるようになってほしいと思っています。

行き先を告げない職員旅行

私は、サプライズが大好きです。思いがけないことをたくさん体験すると、予測不能な事態に対して柔軟に対応できるようになれるし、自分のキャパシティが広がると思っています。そこで、スタッフと旅行に行くときには、あえて行き先を教えないようにしたりして、ハプニングを楽しんでいます。

たとえば、「排泄スペシャルチームのみなさん、研修に行きますので、何月何日何時に、鹿児島空港に集まってください。ゆったり目のものを着てきてね」とだけ伝えます。チームのメンバー3人は、事情がよく分からないまま空港に集まってきます。

みんなが集まったら、「いまからトイレに行って、これを履《は》いてきてください」と言って、リハビリパンツとパットを渡します。もうここから、研修が始まっているのです。「行き先はおしゃれな街・横浜です。はい、飛行機に乗って」と言って、機内に乗り込みます。

リハパンを履いていると、行きたいときにトイレに行けません。でも、観光中はおしゃれなカフェに立ち寄って、たくさん飲み物も飲みたい。当然、「トイレはどうするんですか？」と聞かれるので、「大丈夫、大きめのパットを2枚しているから心配ないよ」と答えます。

私が施設で働いていたときの経験ですが、お年寄りと外出したときに、よく「トイレに行きたい」と言われました。そのときに職員たちは「大丈夫、パットをしているから」と答えていました。私はそう言った職員に対して、そう言われたときのお年寄り気持ちを理解してあげて、と思ったことがあります。その経験から、いろ葉の「排泄スペシャルチーム」なら、そのことを理解しておくべきだと思っていました。

電車を待っているときに1人のスタッフが、「私はバカでした」と申告してきました。「どうして？」と聞くと、「私は、お年寄りさんにそのセリフを何度も言ってきました」と告白し、「これじゃあ、横浜の街がおしゃれに見えない」と言うのです。

もちろん、私もリハパンを付けていましたが、みんなでカフェに行っても、誰もが水分を制限しています。「ほらね、お年寄りに水分を摂りなさい、目標は1000mlとかよく言ってるでしょう。飲むということは、安心して出すということだよね」と私は言いました。自分のタイミングで行きたいのに行けないというのは、苦しいことです。

私が「行きたいんでしょ？」と聞くと、みんな頷くのですが、「でも、行ってはダメ」と制止します。その日は結局、「いつでもパンツにしていいからね」と言って、午後4時くらいまでトイレに行かせませんでした。そう言われても、パンツには出せないし、だんだんお腹が痛くなってくる。

リハパンにおしっこ体験

もう限界ということになって、トイレに行くことを許可しました。ただし条件があって、「トイレに入るのはいいけど、おしっこはリハパンの中にすること」でした。一度それを体験した後に、ふつうの下着に履き替えてもらいました。みんなはほっとして、「もう、超気持ち悪かった！」と口々に言いました。

夜は横浜中華街で、中華料理にお酒を楽しみました。ところが、食事が終わるころに再び悪魔がこう囁くのです。「今夜は、オムツをつけて寝てください。みなさんは歩けないという設定だけど、大きなパットをしているから大丈夫」。そしてスタッフたちは、それぞれホテルの部屋にオムツを持って入ります。

翌朝、みんながオムツの体験談を語ります。昨夜の中華料理のことなんかよりはるかに、オムツの体験のほうが印象に残ったようです。みんなは「寝たままおしっこできなかった」とか、「限界まで我慢して、朝方やっと出た」とか、「お尻の上の方まで温かいのが流れて気持ち悪かった」と口々に報告しました。「朝起きて、すぐシャワー浴びました」という人も。

そこで私は「お年寄りたちは、朝方、シャワーをさせてもらっている？」と聞きます。当然、していないという返事が返ってきます。「そうだとしたら、朝方、陰部洗浄してあげることは大事だよね。パット交換のときに温タオルで拭いてあげることも大事だよね」と私。

帰りの飛行機は、あえて私は3人と離れた席をとりました。どんな話題が出るのか知りたかったからです。

鹿児島空港に到着しても、3人はしゃべり続けていました。内容を聞いていると、この体験をそれぞれの事業所の仲間たちにも体験させたいというのです。

この3人は、排泄のプロになると志願してこのチームに入ったので、熱量はすごく高くなっていました。その熱量のまま、いきなり次の日の朝、出勤したスタッフにリハビリパンツを渡して強制的に履かせたそうです。

みんな「ビックリ！」でしたが、柔軟な仲間たちは意図を受け止めてくれて、ミッションコンプリートしたのです。そして、トイレに排泄することが本当にスッキリすると感じたらしく、その日のスタッフは体験した証しに「スッキリ記念写真」を撮っていました。そういう体験型学習をいろ葉では積極的に取り入れています。

そのときの体験から、「外出だからパットをたくさん用意する」のではなくて、外出のときほどトイレを気にして、こまめにトイレに連れて行くこと、という支援につなげていきました。夜だからパットでいいと勝手に決めないで、ちゃんとぐっすり睡眠をとってもらうためにはどうするのがいいかを考えた上で、折り合いをつけることが必要なのだと思います。

やはり、自分で思っていることのその先をしっかり見たり、感じたりすることがすごく大事です。こういう体験を通して、「お年寄りはどう感じているのかな?」と考える習慣が生まれます。感度の低いスタッフも、そういう体験学習を繰り返していくと、必ず気づきが起こります。管理者の役割は、その気づきが起きるのを待てるか待てないか、なのです。

感情にアンテナを向ける

あるおばあちゃんは、突然、不穏になって、人が近づくと両手で跳ね除けようとします。そんなときに、「このおばあちゃんはどう感じているのかな?」という思考が働き出すスタッフは、おばあちゃんの気持ちの中に入り込もうとしています。言葉として発せられたことにとらわれるのではなくて、その人の感情にアンテナを向ける。

どこの施設にもいると思いますが、夜になると「家に帰りたい!」と訴えるお年寄りがいます。「夕暮れ症候群」と呼ばれているように、それは夕方から始まります。品のよいおばあちゃ

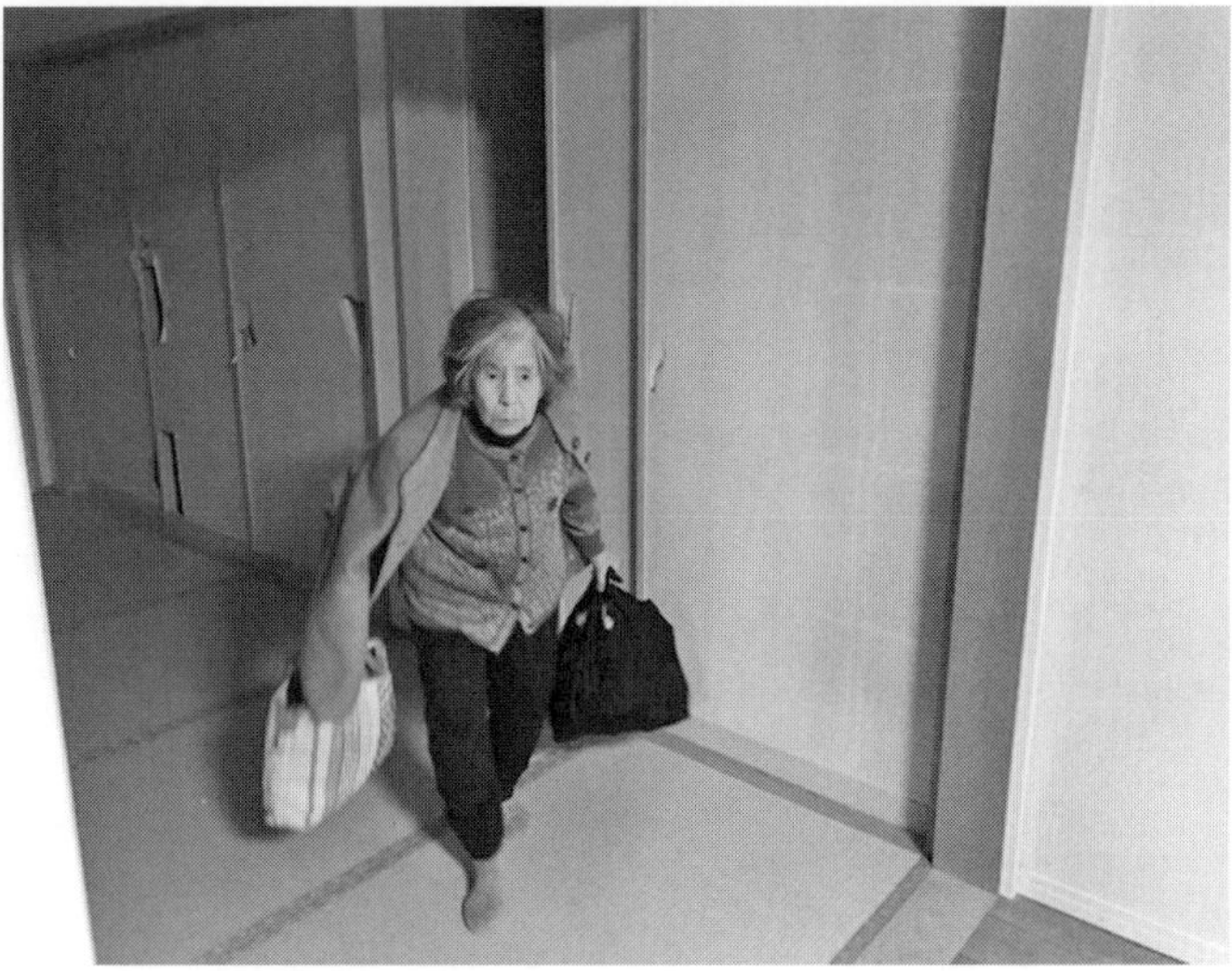

荷物をまとめて、そっと帰ろうとします

んが、急に血相を変えて「帰る」と言い出す。夜中に、荷造りをはじめる人は多いです。ズボンをバッグ代わりにして、そこに荷物を詰め込んで、なんとしてでもここを出なくては、と行動に移します。

そのときに、「帰れないよ」と言って、「帰る—帰れない」の押し問答をしてもエンドレスです。そういう、こちら側から見た「帰れない」という現実をお年寄りに一方的に押し付けるのではなく、「帰りたい」という言葉の先に目と気持ちを向けて、そのことについて話し合います。

すると、見当識障害の方でも、「もう子どもも大きくなったからね」とか、「私は1人ではなくてここに居られてよかったよ」とか、だんだん落ち着いてきて、また部屋に戻ったりする人もいます。ですから、しっかりそのときの感情に付き合うことがとても大事なのです。

いろ葉では、いつも玄関は開けておいて、いつでも出られるようにしています。美和子さんというおばあちゃんは、1日50回くらい外に出て、必ずまた帰ってきます。最初の頃は、どこまで出かけるのか分からなかったのですが、1年くらい経つと、いつも決まったところまで行って帰ってくることが分かってきました。

美和子さんはぶつぶつ独り言を言いながら歩いて行きます。その言葉を聞いていると、その時々で目的が違うのが分かります。しかし、気分や目的は違うのですが、必ず同じ行動をします。アルツハイマーの症状が顕著で、場所も物の名前も分からなくなっているのですが、私たちには気がつかないような、道路にあるマークを確認して、必ずUターンして帰って来る。なにかあったらいけないので、もちろんスタッフは季節を問わず付いて行きます。1日50回、スタッフが付いて歩くのですから、夏は真っ黒に日焼けします。

否定ではなく共感すること

ある年の夏以降、美和子さんはめっきり外に出歩かなくなりました。スタッフは日焼けせずに済みましたが、日焼けしなかった自分たちを見て、美和子さんの老いを知り、みんな寂しさを感じていました。

日に50回も出てしまうけれど、鍵をかけてしまったら介護のプロとしてはそこで終わりです。ですから、付き合い続ける。でも、幸いなことになぜか雨の日は出ないのです。ところが1度だけ、今日は雨だと思って安心していたら、玄関が開いてずぶ濡れの美和子さんが帰ってきたことがありました。雨だからと気を抜いてしまっていたことを反省しました。

またある日のこと、いつもは真っすぐ出ていくのに、この日は駐車場のほうに向かったのです。私は、美和子さんが出て行っても「どこに行くの？」とは聞きません。聞いてしまうと、そのときになにかしようと思って出て行った感情のスイッチが押される可能性があるので、そっとついて行くようにしています。こちらのシナリオを押しつけないことが大事だからです。

そのときは、事業所の右手の、車が駐車してあるほうに向かいました。どうするのかなと思ったら、そこにあったヒモを車に結び付けました。そして誇らしげに「大丈夫だからね」という感じの表情を私に向けました。そして、いつもの道に戻ったのです。思わず声をかけたら、美和子さんは「今日は風が強いけど、もう大丈夫。船は流されんよ」と言いました。

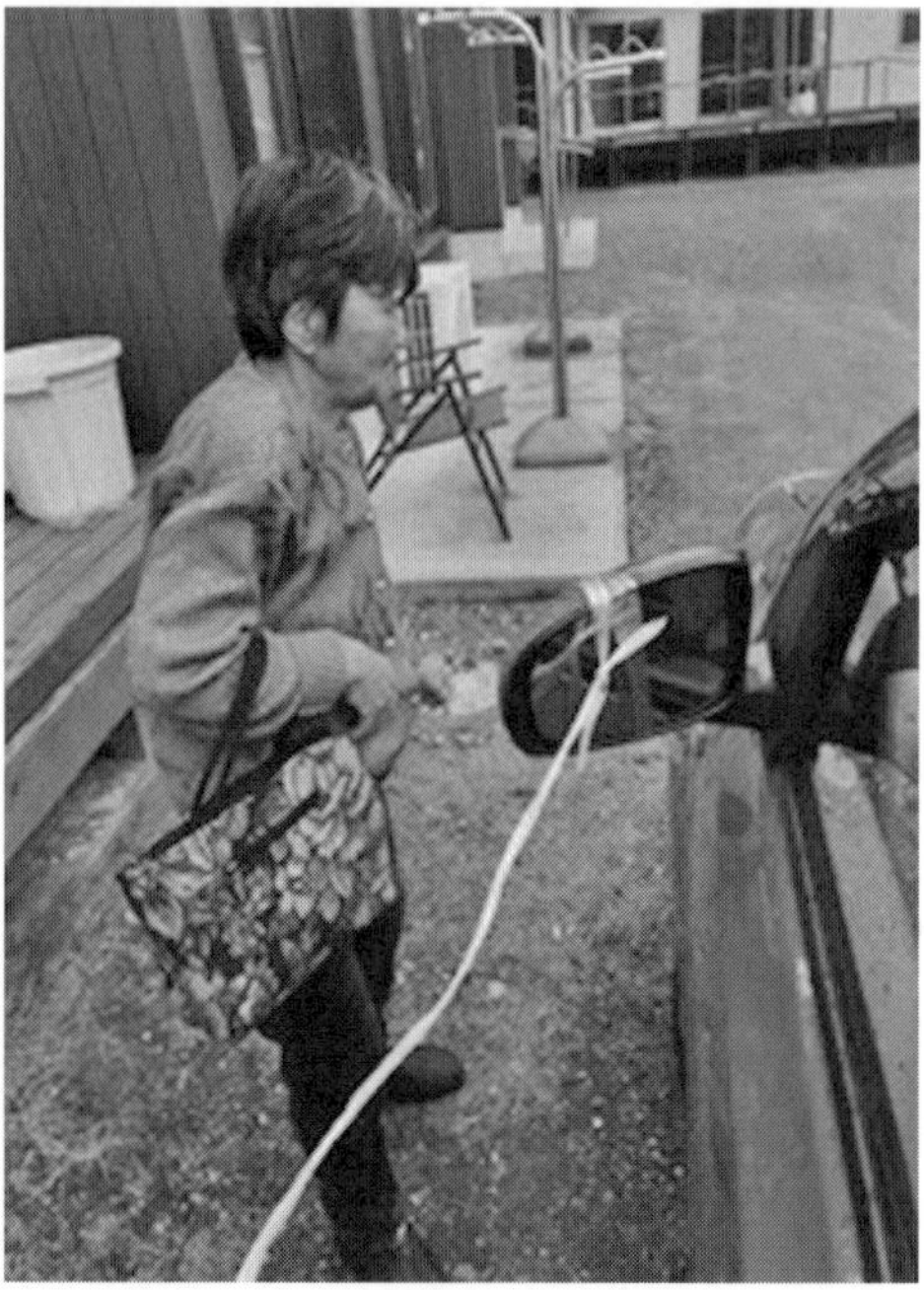

美和子さんから見える景色はなんだろう

私たちは、美和子さんの生きてきた人生を知っているし、すごく厳しい性格の人だけれど、ニコニコして話してくれる話題が何かも知っています。

子どものころにお父さんが漁に出て、帰ってきたときはみんなでお魚を食べて、にぎやかで楽しかった。お姉さんたちに可愛がられたという、それをいつもにニコニコして話されていました。これは美和子さんの中で、心地よい感情に包まれた経験であり、そういう楽しかった時代のことを思い出していたのです。

私は、それだけでいいと思っています。「美和子さん、これは船じゃなくて車だよ」とか、「ありがとう、ヒモで結んでくれて」と言う必要はありません。つまり、私たちの現実を知らせてしまったり、美和子さんの思っている世界に変に便乗してしまったり、そのどちらも違うと思うのです。

私たちは、ただそっと、美和子さんの感情だけを受け止めればいいのだと思います。車が船ではないということは、実は美和子さんがいちばん分かっているからです。

固定観念を外して見る

おばあちゃんがお人形を抱いているときに、フッと子育てしていた時代に戻って、自分の子どもの名前を呼んで人形に語りかけたりすることが、よくあります。人形が子どもではないことは、どこかで分かっている。でも、ちょっとした瞬間に、一瞬そう思えてしまうのでしょう。その瞬間、おばあちゃんにとって子どもは現実に存在しているのです。

そこはすごく繊細なところなので、介護の仕事をしている人には、ひと呼吸おいて、そこに向き合ってほしいと思っています。

ミツオさんが、リビングにある木製の丸椅子をひっくり返していました。いろんなタイプの椅子を逆さにして、ずらりと並べるという作業を、黙々と続けていました。10脚以上、並んだところに、たまたま介護保険の調査の人が通りかかって、「危なくないんですか、片付けなくていいんですか?」と聞かれました。

私たちから見たら、ミツオさんが起こす行動はとても興味深いもので、そのときのミツオさんは「アート作品」をつくっていたのです。そうだとしたら、作品がどうなるのかなと見守ることが大事です。椅子は足を下に置くものだと言って、私たちがひっくり返して元に戻してしまうと、ミツオさんの中で見えているものをひっくり返してしまうことになります。それは、その人の感情を崩してしまうことです。

わざわざ感情を壊す必要はないので、見守っていればいい。テーブルと椅子が正しく並んでいなければならないと思うのは、どちら側の思考なのかということです。それをいつも振り返って考えられるようにしていたいと思う。

また別のおばあちゃんは、寂しかったのでしょうか、リビングに出てきて、端にある畳のところで、ゴロンと寝ていました。こういうときも、部屋に戻そうとするのではなく、また放っておくのでもなく、見かけた事務職のスタッフが傍にいてあげればいい。そのように、私たちのほうが柔軟に変わっていけばいいと思うのです。

いろ葉の廊下は畳敷きにしてあります。おばあちゃんたちがいつでもゴロンとできるように、廊下を畳にしました。フローリングの床に寝ていたら、痛々しく感じで、「ここに寝たらだめ」とつい言ってしまいます。でも、畳ならそれが許される。

第2章にも書きましたが、環境も介護スタッフだと私は考えているので、ここはこういう目的の空間という固定観念を外して、お年寄りのペースやニーズに合わせて、柔軟に対応を変えていきたいものです。

第7章　職員研修と人財育成

事故報告書の活用

いろ葉では、前章でも述べてきたように、感性だとか気づき、思考の「あっ！」をたくさんつくるために、いろんな方法で研修を行っています。毎月の勉強会はもちろんですが、必要なときには随時、開催しています。いろ葉では、介護のハウツーはほとんど勉強しません。気づきが生まれるような研修がメインです。

ある日の研修テーマは、人材不足についてでした。よく、人が足りないということが介護施設で問題になります。人が足りないことが、できないことの言い訳に使われたりもします。でも、ほんとうにそうなのかということを、自分たちを上から俯瞰して眺めてみます。

広い幅の用紙に事業所の間取り図を描いて、スタッフや利用者のコマをつくり、ふだんなんとなくそうしている状況を想定して、まず用意したコマを置いてみます。

そこから、1人スタッフが抜けたとき、利用者が1人増えたときなど、ケースを想定してみるのです。このときは、「自分がここに坐っているのはどうなのか？」とか、このときに「1人がお風呂介助していたら、人が足りなくなるよね」とか、ゲーム感覚でシミュレーションをしていきます。

毎月の勉強会では、年間で予定しているものよりも、その月にその事業所で少し「もやもや」していることを解消していく方法を、みんなが話し合うようにしています。3事業所で、勉強会の内容も違うので、どれにも参加している私はいちばん美味しいところを味わっています。

いろ葉で転倒事故が起ったとします。事故報告書は、その日たまたまそこにいたスタッフが書くのではなくて、その日勤務していた全員が書くようにしています。

たとえば、転倒が起こったときに、「自分はそこにいなかった」ではなくて、「そのとき私がお風呂介助しているのがベターだったのか」とか、「このお年寄りは、今日は落ち着かないということを知っていて、転倒する可能性があることを分かっていながら、ここが手薄になる動きをしてよかったのか」など、そのことを振り返るためにも複数の人に書いてもらっています。

1つの事例をしっかり学習教材にしていくためには、いろんな視点から物事を見たり、書き残しておくことが大事です。その報告書は、毎月のミーティングでさらに検証材料としてシェアされます。ヒヤリハット報告書と事故報告書でミーティングが活発になります。

新人研修は居酒屋で

もちろん、新人研修もみっちり行っています。特に、新人の中の新人は「わかば会」というのをつくって研修しています。

コロナ禍で、居酒屋に行ってはいけないという時期に、居酒屋で「立ち居振る舞いから見る自分の特徴を知る」という研修をしました。コロナでお客さんがいないから、逆に居酒屋は安全です。美味しいものを食べられて元気も出て、こんなとき来てくれたと居酒屋の人たちからも感謝され、いつも以上に手厚いサービスをしてくれました。

立ち居振る舞いから、1人ひとりの特徴を見ることが狙いだということは伝えずに、みんな好きな場所で勝手に動いてもらいます。そうやって、あちこち動き回っているうちに、自分がいちばん落ち着ける場所を見つけます。それが一体、介護の何に役に立つの、と思われそうな研修です。

スタッフの1人が「私は、注文を取るのが誰より得意です」と言いました。みんなからオーダーを聞いて、それをスマホに入れる。店員さんはそれを傍らで見ていました。このスタッフは、こんなふうに人のお世話をしたいんだな、ということが分かります。

しかし、本人のしたいこととは裏腹に、とにかくそのスタッフの注文取りは効率は悪くて、店員さんが困っていました。でもそのスタッフは、自分の「やるべきこと」に必死で、店員さんの気配を汲み取れていないのです。

　こういう打ち解けた場になっても、自分の意見を言わないスタッフもいます。そのスタッフには、こちらからどんなに押しても変わりません。思わず語らずにはいられない状況をつくる中で、その人の「動く」スイッチがどこなのかを探ります。あの手この手で、こんな奇抜な居酒屋研修もやっています。

　この「わかば会」の研修は、私自身がいちばん学ばされます。いつも、私の予想を越える答えや着地点にたどり着くからです。それを観察していると、次の研修をどこにつなげていけばいいのか、スケジュールが私たちには見えてくるのです。

体験学習の効用と気づき

　奇抜な研修といえば、こんなこともやりました。黒いビニールのゴミ袋をかぶって、お年寄りに近づいていくという研修です。どうしてこの研修を思いついたかというと、「怖いよーっ」と突然、恐怖に襲われるおばあちゃんがいました。5秒前まではニコニコしていたのに、急にスタッフが近づくと両手を突き出して、「怖いよーっ、あっちに行け!」と叫び出すのです。

　どんな状況で叫ぶのだろうと観察していたら、雨の日、曇りの日、晴れの日、時間や近づき方でどうも違うようです。叫ばれたスタッフは、自分は嫌われているんじゃないかと思ったと言います。心優しいスタッフです。

おばあちゃんには、そのときスタッフがどんなふうに見えているんだろう、お化けみたいに見える瞬間があるのかも知れない。そこで、みんなで黒いゴミ袋をかぶって、低い位置に坐っているお年寄りの前を通ってみました。

見る角度によって、得体の知れないものに見えるのかも知れない。では、どういう場面でそう見えるのだろう。認知機能が劣ってきた人の場合には、後ろから突然パッと出てきた人は、物体に見えるかも知れない。

私の経験でも、コロナの最初のころは、マスクしている人はそれなりに見えていたけれど、それが何年も続くと、だんだんアニメ『千と千尋の神隠し』に出てくる「カオナシ」に見えてきたりしました。

同じように、お年寄りから見たら、表情のないスタッフが後ろから突然現れたり、突然目の前を横切られたりすると、「カオナシ」に見えたり、お化けに見えるということがあるのかも知れない。あるいは、視力が落ちてきているので、ただの動く黒い物体に見えるのかも知れない。そういう「見え方」を体感する勉強会です。

「見え方」はお年寄りだけでなく、スタッフ1人ひとりにも、「見え方」も違えば「伝え方」

も違うということを知ってもらいたいとも思っていました。

事実と主観の違い

前章では、いろ葉の「超アナログ記録」について触れましたが、ここでは、研修との関わりで付け加えておきたいことがあります。いろ葉では、記録についてはあらゆる機会に勉強会を開いています。そこで「記録の大切さがよく分かった！」という落とし所になるよう仕掛けた勉強会では、各グループで伝言ゲームをしました。

それぞれのグループの1番の3人に、同時に同じ動画を見せました。10分ほどのアフリカの動物たちの映像です。その内容を、次の人に説明し、説明を聞いた人がまた次の人に説明をする。そして、それぞれのグループの最後の人が、みんなに発表するというものです。

それは、見事に違った話の展開になりました。ほんとうに同じ動画を見たのだろうかというくらい違っていました。ストーリーが悲しい話のグループがいたり、愛を語るグループがいたり、登場していない動物が出てきたり。目に見えるものが、人によって捉え方が違うこともありました。

おしゃべりでのやり取りは、少し前のことも記憶が曖昧になってしまいます。何が「事実」

で何が「主観」なのかを理解した上で、人への伝え方、記録の書き方が重要となることが、ゲーム感覚で体験できたようでした

この勉強会を仕掛ける上で大事にしていることは、途中で自分の意図しない方向に行ったとしても軌道修正しないこと、ルールをあらかじめ伝えないこと、何をしているのかを説明しないことです。

「いただきマスター」のグループ活動

これまでも述べてきたように、いろ葉ではお年寄りの食事にこだわっていて、「口から元気になろう」というスローガンを掲げています。ていねいにお年寄りの体に付き合っていくとなると、口から入れるものに対して、私たちは責任を取らなければなりません。食事も、第3、第4のスタッフだから、食事からもパワーをもらおうと考え、「環境と同じように食事は大きな力になるよ」と呼びかけています。

添加物を使わないとか、力がつくものにしたいとか、逆に力のないものにしようとか、「いただきマスター」というグループをつくって、メンバーには食に関するあらゆる研修に参加してもらい、そこで学んだことを全体に広げていきます。

糖尿病に特化した研修グループ、アトピー性皮膚炎などのアレルギー疾患に特化したグループもあります。そこでは、スタッフの健康についても議論しています。

いろ葉でていねいなご飯を食べるので、スタッフは家でも食材や食事の内容が変化していき、子どもが野菜をたくさん食べるようになったとか、子どもの便秘が解消したとか、風邪を引かなくなったとか、よい影響が広がりつつあります。

私はあれこれ考えるのが楽しくて、取り組みはいわゆる「介護」を越えて、どんどん進化しています。そこで私たちが学んだことは、スタッフ以外のいろんな人たちにもお裾分けするようにしています。

不定期で「みんな食堂」というのを開いています。そこでは「いただきマスター」たちがつくっている、体に優しくて美味しい季節のご飯を、利用者のご家族以外の地域の人たちにも無料で食べていただいています。季節のものを、化学調味料を使わずに、美味しく食べられることを知ってもらうための取り組みです。

今年は「みんな台所」という、お料理を教えられる場所を新たにつくろうと思っています。その台所は、15年前にいろ葉のふじを1年かけて一緒にリノベーションした、当時、鹿児島大学の学生たちとつくっていて、まもなく完成します。

雑草を学んで軟膏づくり

食事から話が離れますが、いろ葉では軟膏もつくっています。というのも、お年寄りの中に、ひどい皮膚炎の人がいます。何年も薬を塗り続けていて、飲み薬も使っているのに、まったく治りません。在宅医の先生とも相談しながら、一度、薬を止めてみようということになりました。「いつ受診したの？」と聞くと、ずっと病院に行けてないので、写メで先生に見せているとのことでした。ご家族には、自然療法で皮膚炎の対応をしてみていいか相談して、了承をもらいました。

それから、いろんなものを試し、薬草にもチャレンジしていったら、ヨモギオイルに行き着きました。ヨモギは新月の日に摘んで、軟膏をつくっています。「なんで新月なの？」と、揚げ足を取らないのがいろ葉流です。

なんだか分からないけど、新月という言葉が美しいから、皮膚も綺麗になりそうな気がする。そう思って物事が1ミリでも上向きになるなら、そういう繊細な「いわれ」も大事にしたい、という風土が生まれています。

薬草の勉強だけでなく、軟膏を調合する「魔女」のようなこともやっています。その結果、私たちも塗り薬は買わなくなりました。いろ葉のスタッフはいま、軟膏は自分でつくるものだという思考になっています。塗り過ぎないことが大事だ、ということもよく分かりました。あとは肌に触れるもの、とくに着るものが大事です。その皮膚の悪いおばあちゃんは、化繊はやめて着るものをすべて替えてみました。すると、皮膚の状態が見る見る改善しました。その関連で、自分たちの事業所の周りにある草を調べ始めました。草はある意味で、すべて薬草です。もちろん、悪いものもありますので、専門家の人に来てもらって、大丈夫な草について教えてもらっています。

草の種類なんて知らなかったけれど、事業所の周りに生えている草だけでも、何十種類もあるのです。それを知ることで、自分に見えていた世界が広がるはずです。

これはお年寄りの見方でも一緒です。自分がいつも見ていた草が、2種類から30種類に広がるという経験は、お年寄りに対する見方も広げてくれるでしょう。何気なく見ていた「雑草」たちが今では「宝」に変わりました。

草は愛おしい存在ですし、ありがたい存在なので、自分たちが着るものを選ぶように、この植物たちをまとう空気や水が心地よいものであって欲しいという意識につながり、それは「地球環境について考える」私たちのライフワークとなってきているのです。

そこに気づいて、環境問題について取り組み出すと、「エコも介護もカッコいい！」「お年寄りたちの生き様はロックだ！」と感じるようになりました。「そうだ、私たちはもっとエコにロックに生きていこう！」みたいなノリで、一見フェスのような「IROHA ECO ROCK」という言葉で自分たちの「いま」を表現するようにもなりました。よく分からないけど、なんか楽しくて目線が少し上に向いていければそれでいいのです。

非常時の会議の持ち方

私たちは、第1章に詳しく書いたように、新型コロナという想定外の感染症に遭遇しました。よその事業所では、どのように感染症について勉強してきたのでしょうか。

いろ葉ではマスクをしないし、ワクチンを打っていないスタッフが8割以上います。それでも、一緒にご飯を食べるし、すでに書いたように200人が参加する運動会も開催しました。それは、思いつきや社会に抗ってやっているのではなくて、その時々で自分たちで情報を収集し、学びながらやっています。

コロナ禍の3年間、誰かが1人でも不安定になる度ごとに、集まって話し合いをもち、クラスターが発生した場合のシミュレーションを何度もやってきました。コロナの正体がよく分からない状況のときほど、各事業所のリーダーたちが集まる「エリア長会議」を毎月、開催しました。どの事業所よりも、コロナについて対策してきたという自負があります。

コロナについての指示が県や市から届きますが、行政文書を読んで誰もが頭に入るとは限りません。それを掲示したからよしというものでもなく、それぞれのフェーズごとのあり方を共有しなければなりません。そこで、ワイドショー風の動画をつくって、スタッフ全員に流して見てもらいました。これも大事な仕事だと思っています。40歳以上のアダルトチームにも理解できるように、という視点でつくりました。

当初は、コロナは3カ月くらいで終わるだろうと予測していたのですが、あっという間に1年を越えました。いろ葉では、ご家族との面会も、事業所ごとにやり方を変えながら可能にしてきました。さらに、この先どうなっていくのかと不安になったときに、全職員を集めて、心の中にあるものを吐き出す会をやりました。

このとき、グループワークをやったのですが、あるグループは「もうマスクはやめます」と言って、グループ全員が一斉にマスクを外して足元に置きました。闇雲《やみくも》にマスクをするのではなく、ちゃんとエビデンスに基づいて、必要なときにだけマスクをしよう、というパフォーマンスでした。

人材不足と嘆いていても

介護現場の人材不足という慢性的な悩みは、解決する日が果たして来るのでしょうか。「働き手がいない！」と何度言っても、きりがありません。いまいる人たちで、何とかしていくしかないのです。私たちは、「ご縁」で出会った人たちから紹介してもらったりしながら、人材を確保してきました。求人ポスターも手書き、手づくりで泥臭くやっています。

縁あって出会った人たちと、どうやってチームをつくっていくのか、どういう取り組みにつなげていくのか、人材確保と人材育成の一部をご紹介します。

すでに述べたように、介護施設は慢性的な人材不足と言われていますが、いろ葉では6年前、小規模多機能をオープンするときにスタッフ募集をかけたきり、それ以降は募集していません。とはいえ、いろ葉で働きたいという人がいて、「それならいろ葉に修業に来ていいよ」という場合、ハローワークを通したほうが支度金がもらえるので、1日だけハローワークに募集をかけることはあります。

働き手がいないと嘆く時代は、とっくに終わっていることを受け入れましょう。もう「人材」

がいないと言っていても、何の解決にもならないからです。では何に力を注ぐかと言えば、縁あった人を大事にして育てることに尽きます。そこに集中してエネルギーを使いたい、と思っています。

特徴ある会社にしていくことは、選択肢の1つとして選ばれやすくなります。スタッフを募集しているところは星の数ほどあります。「星」の中から選ぶとなると悩みますが、それがひとつしかない「月」だとしたら、どうなるでしょう。くっきりと違いのある事業所になれば、選ばれる確率が上がるのです。

いろ葉の特徴は、入り口は介護でも学びのジャンルが無限に広がっていること、学びや遊びが仕事に変わっていく可能性があることです。そこで、私たちはアンテナをいっぱいに張って、いろんなジャンルの学びや遊び、暮らしを体験しています。

たとえば、いろ葉では合成洗剤を使っていません。アトピーの若い子が人づてに、「いろ葉は合成洗剤を使ってないから、掃除の仕事ができるんじゃない」と聞いて、紹介されていろ葉に来たのがミキさんです。

合成洗剤がご縁となり、最初はお掃除2時間という契約で入ったミキさんが、もう4年も働いています。いつの間にか介護の仕事が好きになって、「入浴マシーン」と呼ばれるくらい、入浴介助が大好きになり、介護の仕事を続けています。

保育園で調理をしていた雅恵ちゃんは、添加物を使わない事業所だと聞いて、調理で入って来ました。保育園では添加物のてんこ盛りで、もうこんなところでは働けないと思っていたときにいろ葉を知り、最初は調理で入ったのに、いまでは介護に専念していて、来年は介護福祉士の資格を取るといってがんばっています。

入り口はそんなふうにいろいろですが、お陰で自分の生き方や考え方をしっかり持っている人が集まってくるようになりました。その人たちは、自分の意思をしっかり伝えてくれるので、意見も交わしやすい。それはありがたいことだし、こちらも刺激をもらえます。

これはスピリチュアルなケースですが、めぐみちゃんは占い師に「あなたは聡子さんに7年仕えなさい」と言われたそうです。「私は、7年は聡子さんのもとで働くことが使命なのです」と言うのです。そういう不思議なことすら、感謝でしかない。というか面白すぎます。

こちら側が想像もしていない扉を開いてくれるのも、そういうよく分からないエネルギーで出会った人たちだったりします。「何じゃ、それは?」と思うかもしれませんが、人がいないと不平不満を言っているよりははるかに面白い、と私は思っています。

こんなふうに、いろ葉にはいろんな人材が集まり、宝があふれています。とても素敵な「変態たち」が集まってくれています。

ですから、求人ポスターも遊び半分で掲示しています。事業所の庭の看板には「事業拡大のため、緊急パートさん募集！　あなたの場所、空いてますよ」と書かれていて、スタッフの似顔絵まで描いてある。こんな癖のある人たちの職場では働きたくないな、と私なら思います。予想通り、見事に誰も来なかったです。

別のポスターには、「見て！　パートの介護員さん、募集中」と書いてあります。「短時間でもＯＫ」と書いてあるけれど、これを見て電話してくる人がいるとは思えません。案の定、このポスターで来た人もいませんでした。

最強のケアチームとは

つい最近、介護職向けのセミナーで、「最強のケアチームをつくる方法」というテーマでお話しさせてもらいました。そのとき話した内容は、次のようなものでした。

一般的な「最強のチーム」というものは存在しません。というか、最強のチームをつくるのは自分自身です。最強のチームをつくりたいからといって、ほかのメンバーに「もっとがんばって」と頼んでも仕方がないのです。

なにかあったときに、さっと行動できる人になってほしいなら、その前にさっと行動できる自分になる。大変なことが起きていたら、まずその中に自分も入っていく。困っている人がいたら、すぐに代わってあげて、その人がゆっくり休めるようにしてあげる。まずは、そういう自分になる、そういう自分に変えていくしかないのです。

50人のスタッフがいたら、その50人の1人ひとりが、自分から率先して変わっていく風土や文化をつくることが大切です。その文化の中で、その瞬間にいるメンバーで最高のパフォーマンスを発揮できる、というのが最強のチームだと思います。

チームで仕事をしていると、つい批判の矢印がほかの人に向かうことが多いです。私自身も、介護施設にいるときにはそういう思考になっていました。

あの人が、もうちょっとこうしてくれればとか、施設がこう変わってくれればと思っていました。でも、いろ葉で20年介護をしてきて気づいたのは、施設にいるときの私は、私ではなかったということです。「早出のAさん」「遅出のBさん」「夜勤のCさん」という、固有名を持たない「記号」に過ぎなかった。

物事がうまくいかないときに、よく出るのが「みんなで」とか「みんなが」という言い方です。みんなとは、誰のことでしょうか。「みんな」などという人はいません。たとえば、日勤で10人スタッフがいるとしたら、10という数だけに目を向けていないでしょうか。内容や質を問うこともなく、1人ひとりがどういう個性やカラーを持っているかでもなく、数字だけを見ている。その結果、12人いたらうまくできるような幻想をもつ。そう思っているチームというのは、12人いても、15人いても変わりません。

そこにいる10人の1人ひとりの個性を見出して、それぞれがその個性に合った役割をもつ。役割というのは、「あなたはこの仕事ね」という役割ではなくて、その人の特徴が自然と滲《にじ》み出るような役割です。

10人の中の1人が2人分のパフォーマンスを発揮するノリノリな日もあれば、1人の人が0・5人分も発揮できないこともあります。矛盾しているようですが、必ずしも1人の人ががんばらなくてもよいのです。

がんばりたい日もあるし、がんばれない日もある。がんばりたいのに空回りする日もある。「そんな日もあるよね。じゃあ今日は、私はどういうパフォーマンスをしようかな」と考える。2にもなれるし、0・5にもなれる。そんなふうに、どっちにもなれる人が必ず10人の中に1人はいます。その「日和見菌」のようなスタッフが、良い流れをつくっていくキーマンになっていくことだってあるのです。

自然と個性が滲《にじ》み出るような職場とは、どういう職場でしょうか。チームの成員1人ひとりの長所・短所を知って、それを受け入れつつお互いを認め合える職場です。そうなると、「早出さん」「遅出さん」ではない呼び方に変わっていきます。なぜなら、「早出さん」という人はいないからです。

たとえば、亜由美ちゃんというスタッフが、今日は7時に出勤している。事実としてあるのはそれだけです。亜由美ちゃんが、仕事が終わるまで「早出さん」として仕事をしている職場があるとしたら、そこを1回、見直す必要があります。

7時に出勤した「早出さん」には、あらかじめやることが決まっています。お年寄りを起こして、モーニングケアをして、朝食の介助をする。その日のお年寄りの状況とは関係なく、やるべき仕事がルーティンワークとして切れ目なくつながっている。

そうやって、お年寄りの生活を見ないでルーティンで仕事をしているうちに、介護は流れ作業になっていきます。

人材確保の裏ワザ

介護現場の人材不足の話の続きです。ミラクルな秘策があります。利用者さんの中から、スタッフ候補者を見つけてください。利用者さんの中に、スタッフ候補生が必ず見つかります。いろ葉のケースです。光子さんは現在81歳で、入居してから10年目です。要介護度3だった方です。いろ葉に来られてから、要介護度が3から1になり、さらに自立となり、利用者として5年経ったときに、スタッフになりました。調理の腕前は一流で、どの事業所からも引っ張りだこです。やさしい料理をつくってくれます。

利用者として入居されていた方なので、施設のことは熟知しています。宿直が1人いるようなものです。人手が足りなかったら、早起きして見守りをしてくれます。まだ不安定なところもあるので、それは気にかけながら、状態が悪くならないようにしています。現在、もう1人スタッフ候補生がいます。

お年寄りたちの中にスタッフ候補生がいると思って見ると、現場は面白くなります。調理することも、スタッフ候補生にとっては修業になります。「もっと野菜を上手に切れるようにしましょう」とか、次のスタッフになってもらうために、現役スタッフも必死です。それがお年寄りにも伝わるのか、お年寄りからも必死さが伝わってきます。

洗濯スペシャリスト、掃除スペシャリスト、調理スペシャリスト予備軍がたくさんいますので、ぜひ見つけてください。調理はとても助かります。さらに農作業もしてくれるとか、お年寄りの見守りもしてくれるとなれば、鬼に金棒ではないでしょうか。

第8章

次世代のいろ葉レンジャーたち

いろ葉レンジャー図鑑という着想

人を知るというときに、良いところよりも悪いところに先に目が行きます。なにができないとか、そこから入ってしまう。人と違うところに目が行ってしまう。

あるいは、人との「違い」をネガティブに捉えてしまったり、相手はそう思っていないのになにか指摘されていると感じたりして、相手に対する「違う」という感情から目を逸らしてしまったりもします。すると、「違う」という感情とは別に、さも「標準」があるかのように振舞うことで、その人への「違う」に目を向けずに過ごせるようになっていきます。

私がいろ葉で教えてもらったことは、「違う」を大切にすることで見える世界があるし、そこから面白いチームが生まれるということです。しかし、その「違い」をどうやって、個性的な1人ひとりの「違い」として理解すればいいのだろう、とずっと考えてきました。

そこで私たちは、図鑑をつくることによって、悪口ではないかたちでスタッフ1人ひとりを理解する工夫を始めました。それが「いろ葉レンジャー図鑑」です。

これを初めにつくろうと思ったとき、私は1人ひとりの個性をどう伸ばしていけばいいか、とても悩んでいました。

まずは、いろ葉で働くメンバーは、全員がすごくクセの強い、愛すべき集団だと考える。一見ネガティブに見えるところを拾い出して、それをポジティブな言葉に変換しようと思ったのです。

変換に必要なことは、こちら側の受け止め方なのです。ネガティブな部分は本人の努力なしに、ポジティブに変えることができることを発見しました。世紀の大発見です！　そこから、いろ葉の人財育成が面白くてたまらなくなっていくのです。なぜなら、伸びしろと、可能性しか見えてこないのですから。

みんな違うから個性が輝く

もちろん、誰でも苦手なタイプの人がいます。でも、それを個性だととらえる。その個性をキャラとして際立たせて、新人の芸人さんとして売り出すみたいに浮き出させようと思うと、その人への見方が変わっていきます。

介護施設のスタッフ集団は友だち同士ではありません。年齢も性別も経歴も違う人たちが、偶然にここで出会ったのです。そのバラバラな人たちが、思いや価値観をダイレクトにぶつけ合えば、対立するに決まっています。

ぶつかれば、どちらかが折れて相手に合わせたり、どちらかがウソをついたりしなければならない。なので、そこには注目しない。そこを合わせることに時間を取られるよりも、大前提としてみんな考え方が違う、ということを認め合うのです。

同僚のお年寄りへの介助の仕方に疑問を感じても、それを言い出せない人もいます。心の中だけで「そうじゃない」と思っている人は、そのときに聞くことはしないで、時間が経ってからこっそり聞いてくれる相手を見つけて愚痴をこぼしたりします。

そうではなく、みんな考え方が違うんだという前提で物事を見ると、「どうして、こういう介助をしたの?」と、その場で聞くことができる。相手が自分の考えを伝えてくれたときに、「ああ、この人からはそう見えていたんだ」とか、「そういうシカタもあるね」と了解することができます。

介護現場でどういう会話がキャッチボールされているかというと、相手がどんなことが好きかとか、どんなプライベートなのかということよりも、多くの場合、お年寄りのことを語り合っています。大事なことは、そのとき答えが見つかるかどうかということよりも、お年寄りのことをキャッチボールし続けることです。

弱点を公開して周りを変えていく

では、キラキラした個性を知るためにどうするかということで、まずは美由紀さんに登場してもらいます。美由紀さんはいろ葉歴16年ですが、子どもが3歳くらいのときから働いてきました。

お年寄りへの思いも介護のスキルも一流だけど、事務仕事はとにかく不得意な人です。パソコンの前に坐ると、5分したら固まっています。実績計算は毎回、間違いがあります。何年も間違い続けてきました。一度だけ、ひとつも間違いがなかったことがあり、美由紀さんに「全部合ってた！」と感動して言ったことを覚えているくらいです。

その美由紀さんは、小規模多機能の初代管理者でした。管理者の仕事には、会議の書類を作成したり、パソコン操作のスキルは必須です。でも美由紀さんは、すべて手書きでした。時々、絵も入っていたりします。

管理者なので、突発的なミーティングとか、カンファレンスとかがあります。「2時からカンファレンスします」と私が言ったら、「午後の会議って、眠くなります。なんで午後にするの？」と、逆ギレされました。

でも、そこの管理者である美由紀さんがいちばん良い状況で開催することを考えたら、午前に開催するほうがよいのです。モーニング会議のときの、美由紀さんは爽やかです。

とは言いながら、美由紀さんはお酒が大好きで、二日酔いのせいでしょうか、朝の送迎のときなど、途中で車を降りて吐くこともあります。夜、一緒に飲む人は、酔っ払った美由紀さんを連れて帰る係でもあります。

おまけに、すごく忘れっぽい人でもあります。ふつうなら、事業所で忘れっぽい人がいたら摩擦が起きます。でも美由紀さんは、それを人に指摘されると「私は、ぼけてますから」と開き直ります。というか、自分から弱みを堂々と主張するのです。

そうなると周りの人は、これは自分が代わりに覚えておかなければ、と思い始めます。忘れっぽいのが分かってくると、たとえばイベントの前日には、「念のため、もう一度、声をかけておこう」とか、周りが育っていきます。

美由紀さんのお陰で、お年寄り以外でも忘れる人がいるということを、いろ葉のみんなが学びました。それは、周りがフォローしてあげればいいのです。

なにしろ、介護に関してはまったくブレない、バリバリの実践者です。ならば、そこで摩擦が起きるくらいなら、そのことを認めて、代わりに覚えている人を増やすほうがいい、と私は思います。

たいていの事業所では、そういう人がいると、「また誰々さん、これをやってない」とか、「やり忘れて帰った」とか、「あれ、わざとじゃない？」とか、そうやって、歪《ひず》みが生まれていないでしょうか。

まず、自分は忘れる人だということを、本人にきちんと認めてもらう。その上で、「何々さん、また掃除を忘れているよ」と言われたら、代わりに掃除をして帰ればいいのです。

そういえば、近頃の美由紀さんは、忘れることがめっきり少なくなっています。それどころか、誰よりもよく記憶していることもあります。ただフォローされるだけでなく、それぞれ自分の特徴を知って、克服したり努力していく姿が生まれているのです。

リーダーのプライド

次は、亜由美ちゃんです。亜由美ちゃんは小規模多機能の2代目施設長です。性格は真面目で、正義感が強く、私がやってしまえばいいんだと思って、なにもかも抱え込んでしまう。こういう人は、どこの会社にも施設にもたくさんいると思います。

心の容量は人によって違いますが、亜由美ちゃんはいつも容量いっぱいになって、酒を飲んでつぶれる。昔はそんな感じでした。自分が弱音を吐くのはいやだから、人に言えない。誰かに「これやって」と頼むのもいや。みんながんばっているんだから、気づいた私が引き受ければいいんだ、と考える。

前述したように、現場では、「みんな」という言葉を崩していく習慣をつけなければなりません。「みんな」という言葉になにもかも投げ込んで、風呂敷に包むのはダメです。その「みんな」とは誰と誰と誰のことを指しているのか、「がんばっている」とは、何をどう「がんばって」いるのか。その答えを、自分の中で文章化できるようになることが大事です。

そうすると、「みんな」ではなく、「誰々さん」という固有名になってきます。「誰々さん」はまだ余力がありそうだから、この仕事を振ってみよう、となります。

そういう変化が、亜由美ちゃんに生まれてきました。ここは、あの人に負荷をかけても大丈夫、そう思えるようになった。「ごめんね、ガラガラガッシャンで」と明るく言えるようになると、リミットを超えてプッツンして、皿を何枚も割ることもなくなりました。堂々と、イライラしていることをアピールできるようになった。それが言えるようになると、気持ちが楽になりますから、周りがそれに気づき始めます。

施設長になった亜由美ちゃんは、リーダーとは、みんなにいつもニコニコして、みんなから頼りにされるスーパーマンでなければならないと思い込んでいたのです。芯が強く、人一倍、責任感が強いからこそ、いろんなことを溜め込んできたのです。

しかし、溜め込んだものが弾けたときに、その責任感から仕事を辞めてしまう人も多いのです。でも亜由美ちゃんは、ここで自分自身に負けたくないというプライドがあるから、踏みとどまってくれました。

その方法が、「私は、ガラガラガッシャンだから」というひと言を、周りの人に言えたということだったのです。

管理者はプレイヤー兼総指揮監督

ここで少し脱線して、いろ葉の人事考課について触れておきます。

いろ葉では、管理者はずっと管理者のままというのではありません。自分がある程度、管理者として成長したなと思ったら、次の管理者をピックアップして、自分は新しい管理者を支える、サポートする側に回ります。それが新しい仕事になるのです。

そのように循環していくと、いろ葉では全員が管理者を経験することになります。管理者というのは、チームの中心にいながら、チームを外側から俯瞰して見られる力を持った、プレイヤーであり総指揮監督です。その立場に実際に立ってみると、みんながいるから今日があるという思いを強く感じるようになります。

とはいえ、次の管理者だと思ってマークしていた人が「違ったな」ということは起こります。次の管理者も、ある日突然、管理者になるわけではありません。管理者候補として、管理者とほぼ同じ仕事をしながら、二人三脚の時期があります。その時期があるので、「やっぱり私、管理者に向いていない」と気づくチャンスがあります。

管理者になるためにいろいろ研修もするのですが、管理者になるとうまく仕事ができなくなる人がいます。肩書きがついた途端に、本領が発揮できなくなる。でも、一度は管理者的な経験をしているので、管理者として行政に登録はしていないけれど、管理者の気持ちも分かるし、勤務の体制をどうつくるかも知っている。なので、ほぼ管理者業務はできるようになっているのです。

管理者候補ではあっても、実際に管理者になれないという場合、なにか別の、本領を発揮できそうな仕事を探せばいいと思います。ほかの事業所に出向してもらって、それまでの事業所でしていた仕事を、他の事業所に見せることができます。そのことで、出向した事業所のスタッフも刺激を受けるでしょう。

「レジェンド」と呼ばれる最上級者

いろ葉の特徴というのは、法人全体でワンチームだということです。人手が足りない、ましてコロナ感染が広がってシフトが組めないということは起こるけれど、それを法人全体でカバーしているので大きな混乱は起きません。何より介護の仕事は、毎日が「有事」なのですから鍛えられます。

管理者を卒業し、管理者という肩書きが外れると、一般的には「降格した」と感じるかも知れません。ですから、いろ葉ではそのシステムを意図的に崩しています。つまり、いろ葉のシステムでは、管理者を卒業すると管理者の上に立つことになるのです。最上級者は「レジェンド」と呼ばれています。

給料にはもちろん差があります。処遇改善加算を取っていれば、給料には決められたランク付けがあります。その最上級の給料をもらえる人には、介護福祉士の資格を取ってもらうことは必須です。それは絶対条件ですので、看護師にも介護福祉士の資格を取ってもらっています。

なぜなら、私たちのシステムでは、看護師の資格では最上級に行けないからです。介護福祉士を持っていて、管理者経験が5年以上を、最上級者への条件としているのです。そうやって、具体的にスキルを上げていき、上り詰めた最上級が「レジェンド」者です。ここまでくれば、給料がぐんと上がっていくシステムにしているのです。

とはいえ、みんなで一緒に上がって行きたいので、早いうちに管理者5年を経験してもらうようにしています。なぜなら、管理者は頭も体力も使うので、50歳を過ぎて管理者になるのは大変だからです。やはり、年齢に応じた働き方というのはあります。若いうちに5年の管理者を経験しておけば、あとはゆっくり次の世代を育てながらサポートしていけばいい。

管理者には、現場を感じて、どう現場を変化させるのか、または変化させないのか、タイムリーな判断が求められます。こうしてみよう、ああしてみようとトライしてみる。現場はトライ&エラーの連続なので、エラーを恐れないことです。

たとえばコロナでスタッフが2〜3人、急に休むとなったときに、その場面だけ特別な勤務体制にしていくのでは、なにも経験から学んだことになりません。今回、こういうことが起こったということは、今後も起こり得ると考えるべきなのです。1年後に起こったらどうするか、そのためにはふだんから何を備えておくべきか、シフトはどう組めばいいか、それを頭の中で準備していくのです。

その視点に立てば、いま起こっていることを「ラッキー」と思えるでしょう。ピンチはチャンスです。これから起こるかも知れないもっと困難なことを迎え撃つ準備ができたと思えば、怖れではなく、逆にワクワクしてくるのではないでしょうか。

いじられキャラの新ポジション

話を、いろ葉レンジャーの紹介に戻します。

私はずっといろ葉のおばあちゃんたちを見てきて、「こんなふうにわがままに、あるがままに年をとれるんだったらいいな」と感じてきました。

それでは、私の老後はどうなるのでしょうか。どう考えても、20歳以上、下の世代に介護してもらうしかありません。ですから、私たちのもうひとつのミッションは、若い世代を育てるということです。紛れもなく自分のために！

介護の世界は面白いということを、1人でも多くの人に知ってもらうために、「若い世代には思うままに、好きなようにさせてみる」ということを実践しています。そのミッションでドンピシャ成功したのが、あやかちゃんで、いま29歳です。

「いろ葉レンジャー図鑑」のあやかちゃんのページには、「通称：奄美の黒あやか、いろ葉歴：6年（バイト歴含む）、職歴：介護福祉士、特徴：大学時代のバイトをきっかけにそのまま社員雇用。天然全開で、みんなのいじられキャラ。いろ葉の次世代はこいつの成長にかかっている」と書かれています。

あやかちゃんは、大学生時代にアルバイトから入りました。初期のころは、猫をかぶっているのかなと思いましたが、考えてみると、その年齢ではっきりした自分をもっている若者は少ないです。ところが、育てる側は、その人は出会ったときからずっと変わらないと思ってしまいがちです。

やはり個性を「開かせる」ことが大事なのです。スポーツでも、だんだんと個性が出てきて、やがてふさわしいポジションが決まるのと同じです。先にいる私たちがやるべきことは、その人の持ち味を出させることです。

あやかちゃんはすごく真面目な子なのですが、学生時代は遅刻はするし、突然休んだりもするし、ファッションセンスもどうなの?という感じでした。でもいまは、みんなを楽しませたいという思いが体から滲み出ており、いろ葉のムードメーカーです。あやかちゃんの独特なファッションセンスも楽しませてもらっています。

ですから、人材不足とか、なかなか成長しないとか、仕事ができないというのは、やはり先にいる私たちの責任なのです。

あやかちゃんのページの右側の欄には、「期待通りに仕上がってきてます！　口笛を吹きながら介護してます。大学生の頃はこんなじゃなかった！」と書かれています。

いまいろ葉では、自然農にも取り組んでいて、無農薬の野菜をつくっています。そこで、介護のお仕事の日もあるけれど、1日、農業の日もあります。その中心にいるのがあやかちゃんです。農業は、思うようにはなりません。彼女は、農業をやることで変わりました。人間的なスペースがすごく広がりました。

以前は、ちょっとしたことですぐに落ち込む子でした。アトピーに苦しみ、仕事さえ辞めようと悩んだこともありました。私たちにできることは、悩みや苦しみを分かってあげられないかもしれないけど、何か力になりたいと、「あやかのアトピーを治そう」という名前のいろ葉クラウドファンディングを、本人に内緒で立ち上げました。

いろんな費用をみんなが出してくれたことを知ったあやかちゃんは、自分の体にしっかり向き合うようになりました。そのあやかちゃんのアトピーのお陰で、思いがけない大切な出会いにもつながっていき、その甲斐あってあやかちゃんの肌はだいぶきれいになりました。

あやかちゃんもコロナに感染したのですが、高熱を出した後、さらに肌がきれいになりました。あやかちゃんは、これはチャンスと、熱が下がらないようにがんばったそうです。

病名はコロナかもしれないけれど、その人にとって高熱を出すことが必要ならば、それを受け入れればいい。コロナだからと特別に不安になることはないのです。

ブラック企業からの転職

続いて紹介するのはショウゴマンです。プロフィールには、こう書かれています。

「名前：○原○五（29歳）、通称：ショウゴマン、いろ葉歴：3年、職種：介護職、特徴：あやかの彼氏の友達（0《ゼロ》）、これまで介護経験は全くなく、ピザ屋のバイトをしていた。バイトリーダー的存在で、超過労働当たり前、18連勤もなんのその！　ブラック企業からの参戦です」

実は、ショウゴマンはあやかちゃんの同級生です。人材不足と言われますが、いろんなところに宝は眠っています。ショウゴマンはあやかちゃんの彼氏に、「年末年始18連勤で、もう体がもたない」と漏らしたそうです。「これ以上のブラック企業はないから、もうどこで働いてもいい」と。

そこで「お前のところに面接に行ってもいいかな？」とあやかちゃんの彼氏に相談したら、「いやいや、うちよりもあやかのいるいろ葉に行ってみたら」と言われたそうです。

そうして出会ったのがショウゴマンで、それからもう4年が経ちます。去年、介護福祉士の資格も取って、その間にいろ葉の近くに家を建て、結婚もしました。同じブラック企業なら、いろ葉のブラックのほうがいいと思ったようです。体重は44キロです。

そんなショウゴマン、間もなく退職です。他に興味のあることができたみたいです。人生一度きりですから、悔いのない生き方をして欲しいので、飛び出すショウゴマンを褒めてあげたい。違うことにトライしてみるのも、新たな挑戦です。

私も、一度きりの人生を誰のせいにもせず自分の選択で生きたいから、こうして去る人も時間を共に過ごした大切な仲間であり、その貴重な時間に感謝です。一時代、いろ葉に全力を注いでくれる人、そういう存在も大事です。

ゴザ1枚からの人生

次はヨーイチです。プロフィールを見てみましょう。

「通称：ヨーイチ、いろ葉歴：いろ葉に拾われて5年、職種：介護員、特徴：奄美の会社に所属しており、2~3日の研修という名目でいろ葉に。そのままズルズル住み込み、1年以上経つ。奄美の会社から見捨てられ、住み込みでバイトとして採用」とあります。

ヨーイチは、もう35歳のおじさんです。いろ葉に研修に来たときには、奄美の会社はもう辞めてもいいという感じでしたし、私もそう思っていました。たまたまいろ葉に2泊3日の研修に来たときに、3カ月くらいの研修で来ていた別の青年が、体調を崩して島に帰らなければならなくなりました。

なんとなく「じゃあ、ヨーイチが代わりに残ってね」と言うと、自分の意思を出さないヨーイチは、素直に「わかりました。そうします」と答えました。そのままいろ葉に残って、もう丸5年です。介護福祉士の資格も取りました。

奄美の会社では、事務職員として採用されていたのですが、でも気がつけば、いろ葉で介護を仕事にして働いています。本人も予想もしていなかったミラクルな5年です。

2泊3日の荷物しかなかったので、その日の夜、みんなで買い物に行きました。「何か必要なものがあったら買うよ」と声をかけると、たまたまゴザがあったのを見て、「このゴザでいいです」と言いました。その日から、夏が終わり秋になるまでそのゴザを使い続けたので、背油が人のカタチで染みついています。

いろ葉では昨年、文化祭を開催しました。お年寄りも作品を展示して、いろ葉の世界観を楽しんでもらおうと企画したのです。すると、ヨーイチはこのゴザを出品しました。「ゴザ一枚から始まった人生」というタイトルだったと思います。洋服も持っていなかったので、Tシャツをいろ葉から支給しました。いろ葉に寝泊まりしているので、少しずつ、布団も与えられるようになりました。

正式に奄美の会社を辞め、いろ葉で住み込みのアルバイトとして採用しました。その後、故郷に錦を飾れるよう管理職候補として教育すべく、モチベーションアップと、期待を込めて正社員に登用したのです。まずは、緊張感と覚悟をもって働くよう、3カ月の仮採用期間を設けました。しかし2カ月ほど順調に経過して、面談日が近づいてきた頃に、不祥事が発覚しました。

2020年元旦からは、パートとして再出発し、その年の4月には、正社員として再々出発しました。そしていまは、2つの事業所をまたいで「超教育」を受けているところです。ほんとうに意思を出さない子なので、すべて言われるがままです。「今日は仕事ないよ」と言われれば、「はい」と言って引き下がる。

それが今となっては、3つの事業所すべてに勤務した数少ないスタッフになりました。どの事業所の先輩たちからも大事にされ、お年寄りたちからも「ヨーイチ！」と呼び捨てにされ、みんなのサンドバックになっています。永遠のわかば会メンバーとして、後輩たちの面倒を見たり、見られたりの昨今です。そして堂々とした？　唯一無二の「ヨーイチ」というポジションを確立しました。

このように、いろ葉では誰かが誰かを専属で育てるのではなく、「チームとして見捨てない」ことを大事にしているのです。

変化しないという特技

どうしてこの人は成長しないのだろう、と思う若いスタッフがいます。その成長とはなんでしょうか。こちらが、こうなってほしいという期待です。しかしそれは、その人の未来を自分の思うようにしたいという傲慢な要求です。ですから、それを1回、手放してみる必要があるのです。

前村くんのプロフィールです。

「名前：前村○○（41歳）、通称：スリ足の貴公子ちゃん（前村オジサン）、いろ葉歴：驚愕の19年！、職種：介護福祉士、ケアマネ、特徴：スリ足で行動、時折キュンキュンと鳴きます。独自のダンゴムシ書体で記録を書き、誰も解読できません。何が起ころうとも、自分のルーティンワークを崩しません（良くも悪くも）、人とのコミュニケーションが不得意です」と書かれています。

前村くんは、コロナには関係なく15年前からずっとマスクを付けて、感染対策をしっかりしてきた人です。いろ葉には50人くらいスタッフがいるのですが、いちばん勤務歴が長い人になりました。でも、いちばんみんなと馴染めない人でもあります。

ところが、人とあまり交わらないにも関わらず、大事な場面にはいつもその現場にいるのです。自分の意思をばんばん言う人だけではなくて、こういう黒子的な存在も大事です。「トイレットペーパー、ないですよ」とか、みんなが気づかないことを気づいてくれる。独自のダンゴムシ書体も、象形文字だと思ってスタッフみんなが見ています。大事なことは、大きな字でしっかりと書いてくれればいいのです。

コミュニケーションが苦手な人に、性急に得意な人になってもらおうと思っても無理です。私はいつも、ゆっくり螺旋階段を登るイメージをしています。一緒に歩いていれば、ずっと同じところを歩いているように見えて、気がついたら前村くんだって変化している。日々の変化は見えないけれど、それはそれで、変わらないという素晴らしさがあるとも言えます。

現在のプロフィールには「一切の変化なしです。19年、変わりません！　変わらないことの素晴らしさ～　二代目、謎のケアマネ」と書かれています。

前村くんは、夜勤が明けてもずっと帰らない人です。朝、帰るはずなのに夕方までいたりする。そのころは「早く帰って！」と言っていましたが、ある日「ぼくにはぼくのペースがあるんです」と反論されました。とても重そうな荷物をいつも背負っていて、洋服はいつも、自分の姿を消すためなのか、全身真っ黒です。

いろ葉にはカラフルなオリジナルのTシャツがありますが、前村くんが心を開いてくれているかどうかは、服装を見ればわかります。10年くらい、いろ葉のTシャツを支給されていたのに着なかった前村くんが、最近はいろ葉のTシャツを着るようになりました。私たちは、それだけで嬉しくなってしまうのです。

こちら側の勝手な目線での成長への期待なんて、「そもそも何？」と思います。成長することだけに重きを置くと、結局はロボットを製造する工場になってしまうのです。

相手の中に未知のスペースを見つける

年齢も性別もみんな違うから、理解したり、価値観を合わせるには時間がかかります。まずは、みんな違うことを認めること、違うことで起こる奇跡や面白さを楽しむことを大事にしています。

理解したり、価値観を合わせることに集中すると、苦しくなります。他人のことは、1割か

2割しか理解できないと思ったほうがいい。8割分かり合えていると思うと、理解されないことがあると「どうして？」とか、「もっと分かってほしい」と思います。でも、2割しか理解できないと思っていれば、あとの8割は未知の世界です。

相手のなかに、8割の未知のスペースがあると思えたら、気が楽になります。その人の行動に理解できないものを感じても、それは自分が知っている2割を見ているからで、知らない8割のほうに理由があるのかもしれない。そこに無限に正解があると思えれば、楽になると思います。

ですから、価値観を合わせようとかしなくていいのです。でも、「あの山に登りたいね」とか、「お年寄りさんのここを大事にしたいね」ということさえ合っていれば、たとえ嫌い同士でも、それぞれの長所を活かし合ったチームになっていきます。そのチームが出来てくれば、自然にお互いをリスペクトすることができる。それが、プロとしての在り方だと思います。

ワールドカップを見ていてもそうです。お互いがライバルで、もしかしたら嫌い合っていても、でも「ブラジルに勝つ」という共通の目標が生まれれば、好き嫌いを越えて、自分に何ができるか、お互いの長所を知って、それを活かし合うことだけに集中できます。

みんな違うことを認めると、違うことで起こる奇跡が生まれます。それを楽しむことにエネルギーを使うというのがいいと思います。

人を育てるのは、ぬか漬けを漬けるのと一緒です。人を育てるというときに、こちらから一方的にエネルギーを注いでいると思いがちですが、そうではなくて、実は相手からエネルギーをもらっているのです。

だから、ぬか漬けと一緒なのです。美味しく漬かれと念じながらかき回すけれど、結果、その行為を通して私の肌がスベスベになっていたりします。ですから、育てる側が成長させてもらっていると考えるべきなのです。

いのちの「いま」を支えるということ

いろ葉が大切にしている「3つのイキカタ」の復習です。

お年寄り1人ひとりの「生き方」、そのストーリーを支えること。その1人ひとりを支えることで、1人ひとりに違う「活き方（シカタ）」が芽生えてくる。その1人ひとりに違う「活き方」を支えることは、1人ひとりの「死に逝く」ことを支えることです。さらに「死に逝き方」を支えることは、「生きる」ことを支えることでもあるのです。こうして、この3つの「イキカタ」を支えることが、循環していきます。

いろ葉のスタッフは、四六時中、お年寄りのことばかりしゃべっています。よく、「これだけの情報をどうやって共有しているの」と聞かれます。「どこでそんな時間をつくっているの？」とも聞かれるのですが、24時間、自分がいる場所がカンファレンスの現場です。

廊下ですれ違ったときに、感じたことをパッと話す。ご飯を食べながら、お茶を淹れながら、これは重要だと思ったことをパッと話す。「ちょっと、5分だけ時間をつくって」と言って話す。

時間はいくらでも創り出せるし、語りたいこと、伝えたいことはいつでも伝えられます。そのためには、人と情報のやりとりをする自分の中の器を、常につくっておくことが大事です。すると、「カンファレンスの時間がない」などという悩みは雲散霧消していきます。

カンファレンスは、日々、刻々と行われているのです。全員が共有すべき本当に必要なことが起こったら、そのときは1箇所に集まって、しっかり情報共有すればいい。実は、本当に必要なことは、「いま」起こります。ですから、「いま」そこにいる人が「いま」話をすればいいのです。

さらに付け加えれば、私たちは、お年寄りたちの「いま」を支えているように見えるけれど、それだけではなくて、お年寄りたちがオギャーと生まれたときから「いま」に至る、全過程につながっている「いま」を支えているとも言えます。

お年寄りたちが、親に育てられ大切に守られてきたいのちと、いままさに目の前で逝かんとするいのちは、同じいのちです。

終章　地域に向かう課外活動

クラブ活動で身につく交渉術

コロナのクラスター感染が起こったとき、ふだんは5人のスタッフでやっていたのに、急に3人で勤務しなければならなくなりました。すると、その都度、気持ちがブレたり、いつまで続くんだろうと辛くなりました。でもそれは、ネガティブな方向で考えてしまうからで、ポジティブに考えれば、それは絶好のチャンスでもあるのです。

たまにはこんなことは起こる。3人でなんとか現場をやりくりできたのだから、2人は好きなことをしていてもいいのかもと考えると、どうなるでしょうか。2人いないという状況は同じなので、残った3人がどう考えるか。

2人がやりたいことをやっているんだったら、残った3人でしっかり現場を守ろう、となりませんか。そのようにポジティブに考えられれば、残った3人の気持ちが違ってきます。

コロナやインフルエンザでスタッフがいなくなるよりは、日常的に勤務時間から急にいなくなるという状況を意図的につくってみる。ふだんからそのトレーニングをするのです。

そこから発展して始まったのが、いろ葉のクラブ活動です。勤務時間内に抜けて、好きなことをしてよいというルールです。1～2時間なら、勤務を抜けるのもありにします。普段は5

人で回していたところにコロナがやってきて、急に2人になったりすることも経験しました。いざという時にどうしたらいいか、少ない人数でどうするかという実験と訓練によって、スタッフたちは緊急時に備えられるようになります。

クラブ活動には、ヨガクラブ、陶芸クラブ、家庭クラブなど、いろいろあります。各クラブには部長がいます。実は、クラブ活動によって、交渉術も身につくことが分かりました。クラブ活動の内容次第では、外部の講師を自分たちで探すことになります。講師の方との交渉もしなければなりません。

事業所の中でも、「来週、クラブ活動をしようと思うんですが、何々さん、いつもの3時までではなく4時までお願いしていいですか?」とか、「2時間、前倒しで来てもらっていいですか?」とか、「クラブ活動なので現場を3人で守ってもらっていいですか?」など、同僚や、時には地域のサポーターにお願いすることになります。

お願いする側は、どうやって残った人たちに気持ちよく送り出してもらえるか、いろいろと相手のことを想像しながら考えます。「いいよ、行ってらっしゃい」と言ってもらうためには、どんな準備をすればいいいか。

介護のことでは、スタッフたちは日々、たくさん情報交換をしています。でも、介護以外のことで、同じ職場の人たちと、共に感動したり、気づき合ったりすることは少ないと思います。ところが、クラブ活動だと、「一緒にダンスしていたら楽しかった」とか、ふだんとは違う感情の交流が起こります。その中で、相手の得意なこととか、こんな面があったのかとか、こんな表情をするんだとか、職場では見えなかったその人の個性が見えてきたりします。

坂の上のお家はスタッフが少ないので、クラブ活動は勤務が終わってからということにしているようです。みんなでしたいという意見が多かったので、「室内レク」という名前でヨガのクラブ活動をしています。

ヨガの先生がたまたま隣に住んでいることを知ったけれど、電話番号は知らないので直接訪ねて行って「ヨガを教えてください」と頼んだようです。値段も、自分たちで交渉しました。私に相談があったのはその後です。「ヨガをやりたいので、この金額なんですが、クラブ活動費を出してもらえますか?」と、そういう交渉ができるようになります。

介護ではないことでの交渉ができるようになれば、仕事上での交渉もできるようになります。その力をつけてもらいたくて、クラブ活動をやっているようなものです。

別にクラブ活動をしなくてもいいのです。するかしないかは、スタッフ次第です。楽しみをつくり出すのは、会社ではなく、自分自身です。なので、クラブ活動は強制ではありません。

楽しいことは、待っていても向こうからやって来ません。自分から動き出して、自分でつくり出すものです。

3年がかりで救急車を購入

あるとき、救急車があったらいいな、とふと思いました。もし救急車があったら、いま逝きそうなお年寄りを、寝たままの姿勢で、この人が好きだった海や畑に連れて行けたのになあと感じた経験があったからです。「最期の本当の願い」に触れるたびに、救急車が欲しいなという思いがだんだん強まっていきました。

どうにも気持ちが収まらなくなったので、中古車販売店をいくつか訪ねて、「安い救急車があったときには、いろ葉に教えてください」と触れ回りました。その結果、3年越しで救急車をゲットできました。

せっかくゲットできたので、いろ葉のお年寄りのためだけではなくて、他にも緊急に救急車を必要とされる方がいるかもしれない。それなら、介護タクシーや民間救急の資格を取ろうということになりました。民間救急車に乗るスタッフは、ちゃんと消防での研修も真面目に受けました。

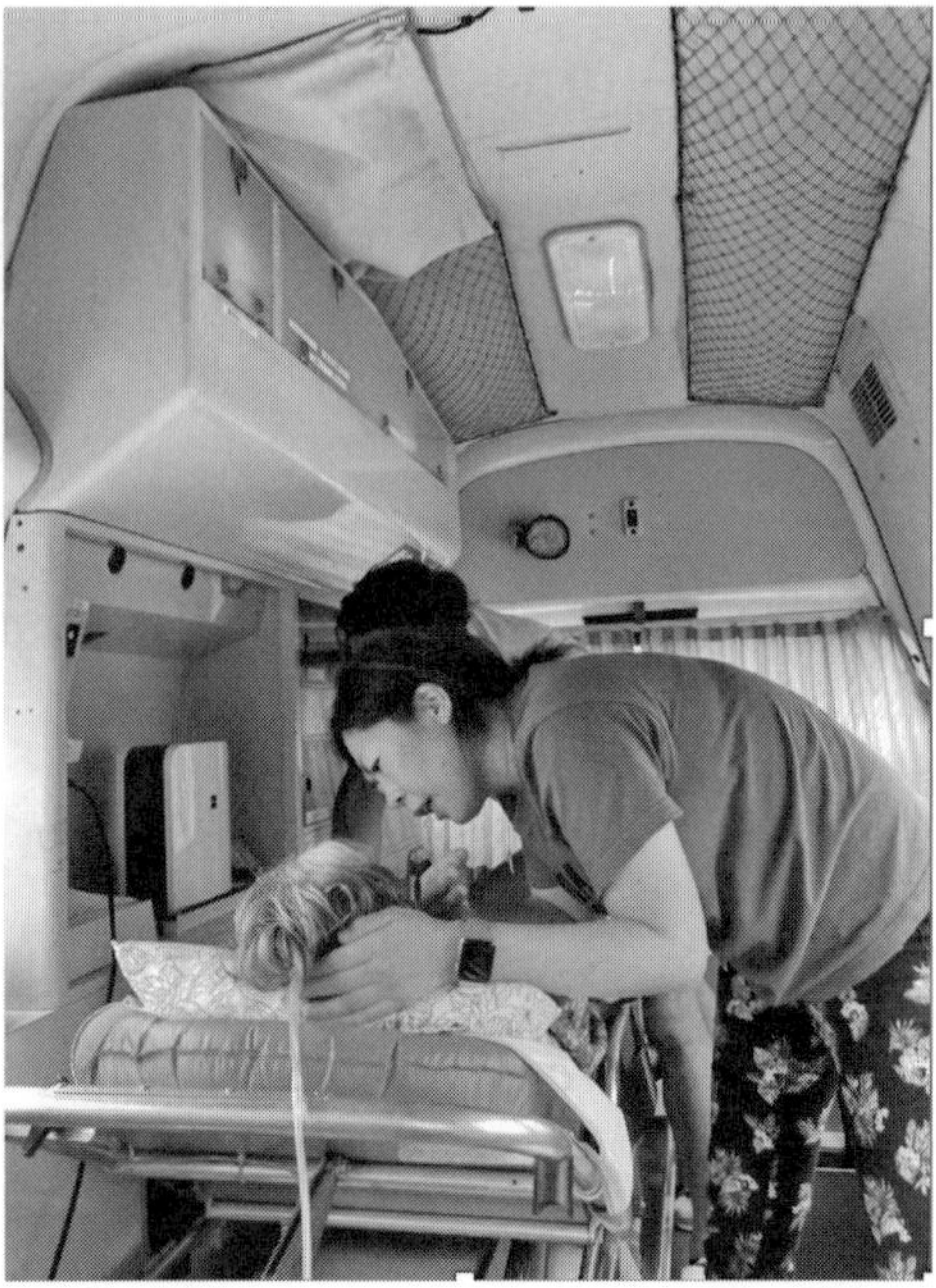

「間に合いますように！」いろ葉の救急車出動

あるおばあちゃんが、息を引き取りそうになりました。この方は、これまでの誰よりも家に帰りたい思いの強い方でした。もしここで、家に連れて帰らなかったら、私たち自身も後悔するだろうし、ご家族にも後悔してほしくない。

私たちのためにも連れて帰りたいと思って、顔色が変わった瞬間に、みんなが一斉に動き出しました。みんなの思いはひとつだったので、行動は素早かったし、ご家族への連絡も同時進行でした。

上半身を起こすと血圧が変動してしまうので、寝たまま急いで救急車に乗せました。いつもなら5分か10分くらいの時間が、このときは30分以上に長く感じました。

小さくなっていく呼吸や心音――。「生きててね」という思いから、スタッフと一緒に足の先から全身をマッサージし始めました。マッサージで心臓が動いているのではないか、と思うくらいでした。

なんとか家に着いて、後ろのドアを開けた途端に、呼吸がやっとある状態だったはずなのに「バンザイ」をしたのです。待っていた家族がそれを見て、「思ったより元気だ。よかった！」と言いました。「いや違う、いまのは奇跡！」と家族に言って、念願のお家の布団に急いで連れて行きました。

家に帰って、自分が暮らしていた生活の匂いに触れて、3日後にそのお家で、孫やひ孫や大事な家族に囲まれて逝かれました。これは救急車があってよかったと思えたエピソードのひとつです。この救急車はいま、たくさんのドラマを生み出してくれています。

キッチンカー・移動販売車・きのこ栽培

いろ葉にはキッチンカーもあります。生きることを楽しむのが目的です。介護の仕事も楽しいけれど、時には同僚やお年寄りさんたちと、協働で仕事をつくれたら面白そうだなと思ったからです、ひらやまのお家の庭にお店を出したり、空き店舗を借りて、フリーマーケットをしたりしてきましたが、それをもっと日常的に、簡単にできるようにできたらいいなと思っていました。そこで、閃《ひらめ》いたのがキッチンカーです。ときどき、森田先生は軟骨丼をつくって、キッチンカーで販売しています。美味しくて安いと評判なので、最近は診療よりも、こちらに熱が入っています。

それとは別に、冷蔵庫のついた移動販売車もあります。商売が主な目的ではなく、気が向いたときだけ巡回して、お年寄りさんを助手席に乗せてドライブがてら、集落を訪問したりしています。また、イベントの販売に出かけて行ったりもするし、近所のお年寄りたちに売ったり、自分たちで買ったりもしています。

コロナ禍になり、隣り近所に遊びには行けないけれど、移動販売車なら人が自然と集まれるので、知らない人と触れ合うためのツールのひとつとして使っています。

いろ葉では、利用者さんから山も預かっています。亡くなったおじいちゃんが、よくその山の自慢をしていたのを覚えています。その山を活用できないかと考えて、行き着いたのがきのこ栽培です。おじいちゃんが植えたタブの木で、何種類ものきのこを育てています。

きのこは猛スピードで成長することもあり、「育ちすぎてお化けきのこになってるよ」と、通り掛かった人が教えてくれることもあります。森田先生は訪問診療の途中で、聴診器をぶら下げてきのこの菌の植え付けに行ったりしています。

なぜ、無肥料無農薬にこだわったり、野菜を自分たちで育てるようになったかと言うと、人間の体の不思議を知ると、あらゆるものを削ぎ落として、いちばんシンプルな状態の体にして、純粋な食べ物からいただくパワーはすごいなあと思うからです。確かなものをしっかり食べるということを、いろ葉の介護の中心にしたかったのです。いろ葉の常備菜である重ね煮の椎茸ですが、自分たちがつくったものだとさらにパワフルな重ね煮になっている気がします。

いろ葉にはスタッフ以外にもいろんな人が集まってくるから、お互いさまで支え合おうという有償ボランティア「ふれたす」という取り組みもやっています。一種の、地域通貨的なものです。子どもからお年寄りまで、自分が何かの役割を果たせたら、点数分のチケットをもらいます。お手伝いをしてもらったら、自分の持っているチケットを渡します。そうやってシェアし合って、点数をやりとりしています。

たとえば、5点あればなにか手伝いをしてもらえます。このチケットは、私たちの知らないところまで出回っていて、私の父親も持っているということが分かりました。

ラボ会議と行政インタビュー

地域の人や、この街に移住してきた人たちも参加する「ラボ会議」という集まりを開催しています。開催は月2回、第2、第4火曜日の夜で、この定例会議には地域の人だけでなく、移住者も参加しています（現在は不定期）。

私たちは、地域を積極的に変えようとは思っていませんが、地域のことはいろいろ知る必要があります。私たちの日々は365日、トライ＆エラーの連続です。それを、介護だけでなく、自分たちが暮らしている街の中でもやっていきたいと思って始めました。その活動を「365ラボ」と名づけました。

議題になるのは、「あそこの空いている畑を使ってもらえないかとお話が来たけど、どうしよう」とか、「あそこの荒れている山を手当てしたい」とか、「コロナ禍では、子どもたちが大きな声でマスクなしでしゃべれる場所が必要だよね」とか、いろんなおしゃべりをする中から生まれてきた課題を、できることから解決していこうという取り組みです。

行政へのインタビューというのは、「笑っていいとも！」方式で、行政担当者にインタビューするという試みです。担当者は多彩で、子ども担当、生活困窮担当、保健担当、教育委員会、住宅担当などです。

いろんな課を訪ねて、自分たちの「365ラボ」の話をしたり、日頃の「どうして?」などの質問をぶつけるのです。「街のことをいろいろ知りたい」と言って、まずは役所に出向きます。最初に対応してくださった人と話が盛り上がり、話は担当外の課題にまで広がります。そうやって話をしていくと、行政の方も、「次は○○課の△△さんのところに行くといいですよ」と紹介してくださいます。そこで次のインタビューの予約を取ります。

話が盛り上がらないときは、「では、そろそろ次の方を紹介していただいていいですか?」と聞くと、一瞬「えっ?」っとなるので、「いいとも方式です」と言うと、「あっ、はい、では」と、みなさん紹介してくださいます。このときは、「笑っていいとも!」が多くの国民にシステムとして認知されていることを実感しました。

あらかじめ意図して行くと、決まったゴールにしかたどり着けないけれど、「笑っていいとも!」方式だと、思ってもみない人につながったり、思ってもみない話が聞けたりします。いろ葉のこれまでの活動を知ってもらい、これからの活動につながるものになりました。

各課を回り、いろ葉の存在を知ってもらうと、介護保険課からだけではなく、別の課からも電話がかかってくるようになりました。その結果、若者からお年寄りまで、いろんな相談が寄せられるようになったのです。

空き家の活用といろ葉のこれから

空き家の問題も、まだ悩んでいる段階で不動産屋さんに相談すると、話がややこしくなったりします。お年寄りさんがいなくなって残されたお家は、私たちにとっても思い出深い場所ですが、ご家族にとっては半世紀以上の思い出が詰まっており、簡単に手放せません。

1周忌までは、3回忌までは、と悩みます。かといって、県外で暮らしていると家の手入れはできません。そこで、いろ葉では畑を借りながら家の風通しをするお手伝いをしたり、家の手入れをすることで自由に使わせてもらったりしています。

いろ葉を通して物件の仲介もしています。家を探している人、貸したい人のマッチングがうまくいけば、個人の契約につながることもあります。

私たちの目標と、1年間の実績を次のような表にして掲げています。

・空家と農地（耕作放棄地）の活用で→移住者を受け入れる
・農地（耕作放棄地）の活用で→人口流出を減らせる

・空き家の活用で↓町全体で仕事が作れる／縦割りではなく、地域で受けとめられる。居場所の必要性。

［1年間の実績（成果）］

・いろ葉による空き家活用：3軒／移住者への空き家マッチング：2軒／耕作放棄地の活用：15カ所

6カ所↓「いろ葉」が活用／9カ所↓移住者世帯にマッチング（2件）

いろ葉の活動をとおして、お年寄りさんたちが暮らしの中で大切にしてきた「こと」や「もの」や「土地」や「家」を、ご家族から託され、それを大事にしてくれる仲間や、縁のあった人に引き継ぐことができつつあります。

それはまた、お年寄りから「いのちのバトン」を受け継ぎ、子どもたちにそのバトンを渡していくことにもつながります。子どもたちのことは、お年寄りたちを支えるためにも必要で、お年寄りたちだって、自分の孫やひ孫のことが心配なのです。ですから、不登校の子どもや、引きこもりの人たちの居場所づくりも、取り組むべき重要なテーマになってきました。

いろ葉の活動が「自然」や「環境」と深くつながっていく中で、私たち1人ひとりの中でも変化が起こっています。なので、私たちの他にも、このフワッとした場が必要な人がたくさんいると思うのです。

そのことも視野に入れながら、「衣食住」につながるプロジェクトのひとつとして新たに取り組み始めたのが、生きづらさを抱えている若者世代の居場所づくりです。私たちの仕事は、そのすべてに関わっていくことになりました。

いまのいろ葉のカタチは、自然な流れだったのだ、と私は感じています。だからこそ「いろんなこと」や「いろんなひと」がいても、抵抗なく存在し合えているのだと思います。介護をしているのか、農業をしているのか、お店屋さんをしているのか、子どもたちのことをしているのか、そうやってカテゴリー分けする必要はない。生きることを楽しんでいる365日が、実験の日々なのです。

2023年4月から、このラボのサイズ感が急速に広がります。これからのいろ葉がどうなっていくのか、私自身が楽しみでなりません。

あとがき

2023年4月2日、「いろ葉20周年祭」を開催しました。いろ葉が「最強のチーム」ではないことがここで証明され、同時に「最強のチーム」であることもここで証明されたのです。ツッコミどころ満載の20周年祭でした。当日の舞台での出来事より、オープニングまでが20周年祭だったと言っても過言ではありません。大きな会場を借りている割に、チラシは開催1週間前に出来たのは100枚だけでした。当日まで、どのくらいのお客さんが来るのか分からない。そもそも企画書もないし、誰が何の役割なのか書き出したものもない。当日の参加スタッフもあいまいなままでした。

この1日の催しの中で、それぞれがやりたいことをやる。誰が何をするかは、その演目の人たちしか知らない。集合時間もなんとなくだし、それまでの準備も各々ばらばらでした。

唯一、みんなで力を合わせたのが会場入り口に置く「ウェルカムモニュメント」だけでした。「い」「ろ」「葉」「20」「周」「年」「祭」の文字をつくることだけが、各事業所に割り振られ、「ダンボールをデコりましょう」との指示でした。ダンボールも各事業所で準備して、それぞれを完成させたダンボールが前日、各事業所から会場に到着しました。それを重ねた瞬間、私はそこに「最高で、最強のチーム」が生まれたことを確信しました。

介護の現場も同じです。自分の人生を1人ひとりが自立して生き、目の前にいる方にその自分自身を差し出して向き合う。そして、それぞれの介護を重ねていく中で、1人の人の24時間を支えています。その1人ひとりの行動が網の目になり、大勢を支え合うチームに成長していくのです。

この本に登場する1人ひとりは、この本を読んでくださった「あなた」であり、「あなた」の大切な人や、すぐ隣にいる仲間たちです。当事者になっていくことでしか、あなたの思う「社会」はつくられません。「社会」とは、人が生まれて、死んでいく、それを誰からも奪われず生きられる社会でなければならない、と私は思っています。

老いは、決して悲しいものではありません。これまで一生懸命生きてきた輝かしい命です。たとえ身体が不自由になっても、認知症になったとしても、その人であることに変わりはない。世界に1人しかいない、かけがえのない「たった1人」なのです。どんなに自分を大切にして生きてきたとしても、身体が不自由だという理由だけで、理想の最期を迎えられないのは、実に苦しく、悲しいことではないでしょうか。

たとえその人が1人暮らしであろうと、多くの人に見守られていようと、「これが私だ」という最期を迎えられる、そんな世の中であってほしいと思います。何より、私自身がそんな人生を送りたいのです。

1人のおばあちゃんのためにつくったいろ葉が、気がついたら多くの人にとって必要な場所になっていました。いろ葉をつくること自体が目的ではないし、いろ葉を続けることも、いろ葉に居続けることも、私の人生の目的ではない。スタッフも同じでしょう。そんな気持ちで私は「ケ・セラ・セラ」で生きてきました。


そうしているうちに、私自身も自分の老いを現実的に考えるようになりました。たとえば、第4章に登場していただいたヒデさんを見ると、羨《うらや》ましく思います。ヒデさんの生きてきた時間軸の中で、ヒデさんはあるがままに生きている。周りにいるスタッフや、家族や地域の人や医者、そのすべての人がヒデさんの生き様を知っているから、だれも邪魔しない。私も、もし長生きできるなら、最期はヒデさんのように生きたい。

そんな最期を迎えるためには、私のそのときに、いろ葉の介護が必要不可欠になります。そのことに気づいた私と共に、同じように歳を重ねているいろ葉レンジャーたちのミッションが変わってきていることを、想像してください。ちゃんと失敗して、嫌なことも受け止めて、乗り越えて、しっかり手放しながら生きていこうと思います。その姿を見せていくことが、次の私の仕事です。

やはり私たちは、いつまでも走り続ける性分なようです。ですから、これからも私は堂々と「未完成」でいようと思います。カタチあるものをカタチないものに、カタチないものをカタチあるものに——。終章にも書いたように、「イキカタ」を支える介護が、地域に飛び出していくことは自然な流れでした。

2023年の今年、いろ葉はまた、さまざまにカタチを変えていきます。私たちは「最強のチーム」だという、大いなる勘違いとともに。

2023年5月

中迎　聡子

中迎聡子（なかむかえ・さとこ）
株式会社いろ葉・代表
1975年、南九州市川辺町生まれ。西日本短期大学社会福祉学科卒。3年間の特別養護老人ホーム勤務を経て、2003年に鹿児島市で「宅老所いろ葉」を立ち上げる。現在は、いろ葉（地域密着型通所介護）、訪問介護いろ葉レンジャー、坂の上のお家・いちきのお家（住宅型有料老人ホーム）、ひらやまのお家（小規模多機能型居宅介護）、Trans carry IROHA（介護タクシー）、365ラボ（就労継続支援B型）、みんなのお家（子育て支援事業、一時預かり、放課後児童クラブ）、はじまりのお家（シェアハウス）、セーフティネットワーク住宅IROHAを運営している。
著書に『介護戦隊 いろ葉レンジャー参上』（円窓社）がある。

最強のケアチームをつくる
いろ葉の介護は365日が宝探し

発行日……2023年6月22日　初版第1刷発行

著　者……中迎 聡子
発行者……茂木 敏博
発行所……株式会社 円窓社
189-0011　東京都東村山市恩多町3-39-13-101
Tel……042-306-3771　Fax……042-306-3772
info@ensosha.co.jp

装　幀……有限会社 コーズ
イラスト……kawashin
印　刷……モリモト印刷 株式会社

ISBN978-4-910822-04-4